重印白云阁伤寒杂病论说明

此影印底本依据一九八二年版本进行原大影印。原版本内容缺失卷三第十七页。感谢南阳仲景祠张兼维馆长提供原卷三第十七页稿件。原书卷七第十页至第十三页中第十页页码重复，缺第十二页页码。但此四页内容正确，没有重复与缺失内容。我们尊重原书没有进行页码修改。请读者在阅读时给予注意。

己亥年己巳月　　率真书斋

汉·张仲景 著

熙霞子 姚建飞 整理

白云阁本 傷寒雜病論

率真書齋

中国中医药出版社

重印古本木刻版《伤寒杂病论》等书说明

南阳为我国东汉末年伟大医学家，医圣张仲景的故乡及其墓、祠所在地。一九八一年五月，中华人民共和国卫生部正式批准，在南阳医圣祠建立一所对内外开放的『张仲景医史文献馆』。一九八一年十二月，南阳成立了张仲景研究会。会议期间，陕西省中医研究院院长米伯让研究员，将其先师——长安中医科学家黄竹斋，在一九三四年于宁波访书期间，得桂林罗哲初先生所珍藏的张仲景第四十六世孙所保存的《伤寒杂病论》第十二稿，于一九三九年筹资刻制木版，校刊公世，因条件所限，仅印二百五十部。一九八〇年，重印二百部，分赠国内各中医院、校、图书馆及国际友人。深受各方赞许，并得知仲景佚书之新发现。该书传至日本后，日本学者争先研求，共赞珍贵。医学博士大冢敬节，在病危时还要求拜读此书。奈良医学博士武藤达吉来函称：他要发誓研究此书云云。日本《医事新报》称：这样珍贵的文献，在日本还是初次见到。米院长遵照黄老先生遗嘱将《伤寒杂病论》木刻版两箱共二百一十五页，连同黄老先生所撰刻的《医事丛刊》一箱五十八页，一并赠送我馆。这对研究仲景学术思想，提供了极其宝贵的文献资料，也是对中医事业的一大贡献！

黄竹斋先生为继承、发扬仲景事业，搜罗仲景佚著，一生不辞劳瘁，南北奔波，精勤治学，堪为后学楷模。我馆成立后，国内各中医院、校、图书馆及研究机构，纷纷来函来电索求仲景有关资料。为了满足需求，特将黄竹斋老先生搜集、撰写、刻制、米伯让院长赠送的《伤寒杂病论》、《医事丛刊》木刻版，连同我馆收藏的《伤寒论浅歌》《南阳乡贤医圣张仲景祠、墓志》，一并重印，按原样装订，以表微忱，籍供国内外学者研究交流。

由于我们才疏学浅，缺乏经验，重印中的缺点、错误在所难免，敬请不吝指正。

张仲景医史文献馆

一九八二年八月二十日

重印说明

白云阁藏本《伤寒杂病论》据云为张仲景四十六世孙张绍祖家藏的《伤寒杂病论》第十二稿。该书木刻版为已故全国著名老中医黄竹斋先生于一九三九年筹资刻制。该书共十六卷，其内容比宋本《伤寒论》、康平本《伤寒论》多三分之一，叙述别具一格，且订正诸通行本错讹之处甚多，该书木刻版本，是《伤寒论》珍贵版本之一，可供中西医务人员学习、研究仲景学说参考，对临床亦有指导意义。为保持该版原貌，今据原木刻印版重印。又据黄竹斋编著《伤寒杂病论会通》《针灸经穴图考》增补左修之先生像传、祝告医圣文和题辞三篇于正文前，以便读者了解该书传授渊薮，其中补刻缺页三张。附勘误表于正文后。

为便于读者了解黄竹斋先生医事活动和学术思想之一斑，《医事丛刊》仍按原版重印，《医史丛刊》是这次新编的。

所党委的关怀和支持，使该版的重印得以顺利完成，名老中医，研究员米伯让所长自始至终亲临指导，并特为此书重印作序。

陕西省中医研究所

文献医史研究室

一九八〇年八月

米　序

白云阁藏本、木刻板《伤寒杂病论》是已故全国著名医学家老中医陕西长安先师黄竹斋先生于本世纪三十年代发现并刊印的珍贵版本。抗日战争前，先生在浙江宁波天一阁访书期间，经宁波名医家周岐隐先生介绍，得识桂林名医家罗哲初先生。先生从罗先生处发现他珍藏的《伤寒杂病论》第十二稿手抄本，计四册。该书的传授渊源为：张仲景四十六世孙张绍祖授于桂林左盛德，左先生珍藏四十余年未尝轻出示人，于清光绪二十年授于门人桂林罗哲初，罗先生又珍藏三十余年，于民国二十四年授于竹斋先生。其内容较通行本《伤寒论》多三分之一，且纠正通行本错讹之处不遑枚举。先生认为该书为研究张仲景《伤寒论》之珍贵资料。时当抗日战争爆发，先生虑其失传，经商得罗哲初先生同意遂亲手抄写副稿一部带回陕西向伪陕西教育厅提请刊印，但反动政府根本不予重视，后请辛亥革命陕西将领张钫（伯英）先生捐资刻置木版始印公世，同时还刊印了先生所著之《医事丛刊》。拟待战争结束，将书版送往河南南阳医圣祠（今张仲景纪念馆）保存。因国难当头，未能如愿。当时又受经济条件限制，该书先后只印出过二百五十部。直至解放后于一九五八年在党的中医政策的光辉照耀下，西安医学院大搞中西医合流运动，到处采风中医药书籍。在此感召下，我商同先生将此书版献出，以供广大中西医务人员学习研究参考。一九八〇年七月该书木刻版已转存我所文献医史研究室。

回忆先生在旧社会以个人奋斗精神，南北奔波，历经艰难困苦，为继承发扬祖国医学，从事祖国医学的研究，作出了贡献。他还不遗余力地发掘此书，整理校刊并对此书作了注释，名曰《伤寒杂病论会通》，共计十六卷，分订八册。在解放前自撰、自写、自印完成该书任务。民国初年，他搜集古今中外诸注，删繁去芜，取精去粗，撰有《伤寒杂病论集注》十八卷，约七十余万言，分订十二册。对仲景三阴三阳学说，以中西医学理撰解《六经提纲》六篇。可谓自辟蹊径，务去陈言。又著有《伤寒杂病论新释》十六卷。通过对仲景史料研究考察，著有《医圣张仲景传》一册，附于《伤寒杂病论集注》卷端。当时《中国医学大辞典》主编谢利恒先生为《伤寒杂病论集注》作序，称赞说：『西安黄竹斋先生重订伤寒杂病论集注十八卷，都七十余万言，据生理之新说，释六经之病源，贯穿中西，精纯渊博，可谓集伤寒学说之大成，诚医林之鸿宝也。』又在谢氏所著《中国医学源流论》中称之为『近今之杰作』。《陕西通志》中亦有关于该书的记载。先生将经方所载之药物，逐条考证，对各药之性质，诸方之制义，进行研究，著有《经方药性辨》四卷。又以宋本《伤寒论》《金匮要略方论》二书的诸家不同版本为之校订，合成一书。为《伤寒杂病论读本》十六卷，分订四册。又将该书分类编纂，撰有《伤寒杂病论类编》八卷，《类证录》三卷，《经方类编》一卷，《六经提纲歌》一卷。

先生不仅从事伤寒学说的研究，对针灸学说的研究亦有很深造诣。著有《针灸经穴图考》八卷，该著以二十经为纲，三百六十五穴为目，附以奇穴拾遗。经穴图谱以正常人体点穴摄影，制铜版刊印，是其独创。该书引证之博，考据之精，折衷之当为国内外针灸学者所称誉。又以病证为纲，著有《针灸治疗会通》八卷。重订宋代王唯一《铜人俞穴图经》一卷。还著有《内经类编》四卷，《中医生理学》三卷，

《儿科证治会通》十六卷。在桂林罗哲初先生处又得到白云阁藏本《难经》手抄本一册，于民国二十九年整理校订，刻置木板本印行公世。于民国三十四年为之注释，著有《难经会通》一卷。并著有《秦越人事迹考》一卷，《历代难经注家考》一卷。对唐代医学家孙思邈生平事迹进行考察，著有《孙真人传》一卷。著《医学源流歌》一卷。抗日战争期间，编著有《伤科辑要》三卷。他又研究长寿医学，以历代寿命在百岁以上人的资料进行收集，著有《寿考》一卷。对药物的研究，亲自采集标本，考证古书所载药物之真伪优劣，撰有《本草考证》八卷。对常用方剂以十剂分类，著有《方剂类编》二卷。又拟整理《中医各科证治全书》一百卷，已脱稿二十卷，解放后因参加工作，未能完成。先生于一九六〇年五月十六日在北京病逝，享年七十五岁，葬于八宝山公墓。先生幼贫失学，随其父学铁匠，十八岁识字奋发治学，遂通经史，尤精于医。他在哲学方面著有《周易会通》四卷，老子《道德经会通》一卷，周子《太极图说臆解》一卷，邵子《皇极经世图说考证》一卷，《佛学考辩》一卷。天文学方面著有《五纪衍义》二卷，创制《北纬三十四度恒星平面仪》一幅，《修订国历刍言》一册。数学方面著有《求圆周率十术》一卷，《微积分提要》一卷。其他著作积稿盈尺。先生不仅重视理论考古研究，更重视学术创新。他不仅是一位医学理论家，而且是一位临床实践家。如他在北京中医研究院工作期间曾治愈一位中风不语、半身不遂患者德国友人东布罗斯金，这一喜讯曾在德国报刊登载。先生毕生致力祖国医学研究，自成一家。其治学之殷勤，实为我辈后学之楷模，真不愧为承前启后者也。

关于该书的公世问题，先生生前曾寄来勘误表一份，临终时还再三嘱咐我说：『此书若无人印行，你一定要亲送南阳医圣祠保存，以备来者研究。』先生之嘱，使我多年来耿耿于怀，时未或释。为此，我曾向省卫生部门领导同志多次提出。领导同志亦很关心，尤其是省卫生局长李经纶同志和唐逸民同志，经常询问落实情况。所党委对此项工作非常重视，何崧书记大力支持，现经文献医史研究室组长李景荣同志及全体同志们积极努力，克服困难，由老印刷工人李春亭同志指导，自印、自订，在短短一个月内终于将此书印行了。

『中华古医学，世界将风行。』先生的预言，在中华人民共和国诞生后，已成为现实。该书的刊行，一方面可供我国中西医务人员学习、研究、临床应用参考，另一方面可供国际医学交流，以丰富世界医学内容，造福于人类。使这一久湮人间之秘籍得以流通，仲景之学得以发扬光大，并体现我所贯彻党的中医政策、继承发扬祖国医学、大力发掘医学文献之实际行动。不仅为我省之荣幸，亦我国之荣幸也！

以上略志梗概，俾国内外同道得知该书发现之经过及传授渊源云尔。

籍此书重印之际，仅向对此书作出重要贡献的高明中医科学家黄竹斋先生敬致缅怀悼念之忱！

此书印成后，我拟亲自将该书护送河南南阳医圣祠张仲景纪念馆保存。以了先生临终时对我之嘱咐，使物归原主，并释我多年来思想上之重负。

门人　米锡礼伯让　敬序

一九八〇年八月

民國己卯夏

傷寒雜病論

張鈁敬題

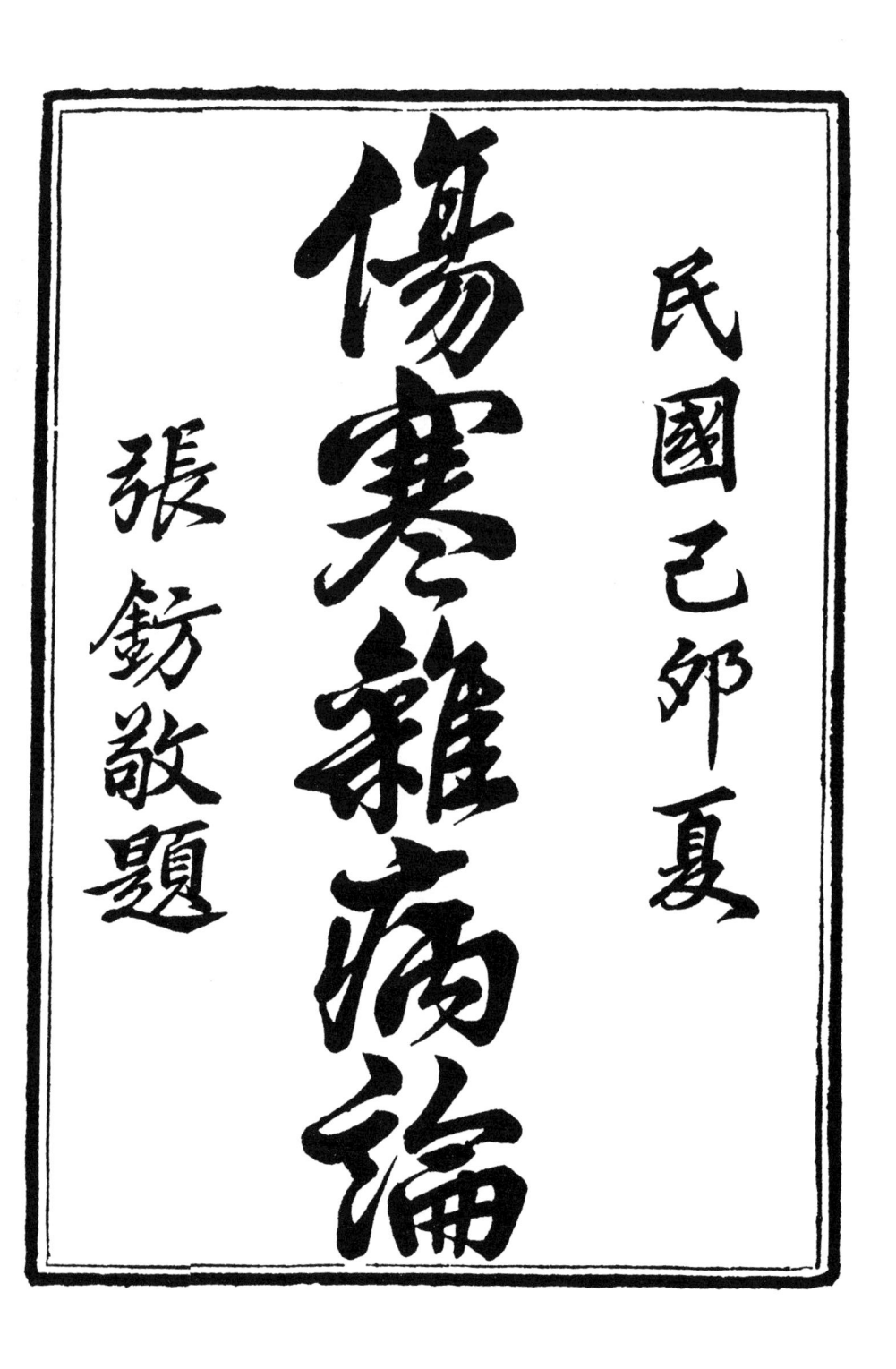

民國二十八年
張鈁捐刊板存
南陽醫聖祠

祝告医圣文

黄竹斋

维中华民国三十六年，岁次丁亥，孟春月，望日。长安后学黄维翰，率同门人米锡礼，由西安诣南阳。谨以香烛果品清酒之仪，叩奠于。

医圣张仲景先师墓祠之神位前，曰，呜呼，粤稽中华，文化最先，医道肇兴，三皇开端，伏羲画卦，明阴阳之消息。神农尝药，辨物性以疗疾。黄帝咨于岐伯而作内经，探造化之奥。会天人之通，针灸治病，妙术发明，伊尹作汤液，越人著难经。炎汉之季，天诞

医圣，悯生民之疾疢，哀横夭之莫承，爰撰伤寒杂病论，证治统钤于六经。道缵三皇，德侔孔孟。集方书之大成，为医家之正宗。仁被万世，教垂无穷，世丁厄运，兵燹频仍，遗编多散佚，一部藏家乘。王叔和之搜摭，第七稿尚未精，永嘉大乱后，原编亦失踪。江南诸医师，秘方不传人，以孙思邈述古之殷勤，晚年方见伤

寒论。至宋林亿，奉敕校印，重沓脱讹，相传迄今，金元明清，注家纷纭，承讹袭谬，曲解失真。民国建立，五洲交通，中华古医学，世界将风行。嗟予小子，天牖其衷。观书天一阁，邂逅得良朋。发潜德之幽光，获久湮之秘经，活人真书，由此流通，千载疑误，有所订正。吾人咸应，崇德报功、丕焕庙宇，需世清平，发扬责任，拳拳服膺。积兹愚诚，再谒圣陵，惟冀庇佑，以利其行。敬具芜词，祝告神明。

序

民國二十二年癸酉冬余三次修訂傷寒雜病論集註脱稿迺詣南陽謁醫聖祠墓獲馮應鰲於明崇禎元年訪仲景墓未見所鐫之靈應碑清順治十年馮氏訓葉再至南陽募疏庀工表墓建祠求前碑不得以為已毀今距崇禎癸酉仲景墓發見之歲適五週甲子碑乃復出冶有數存焉余旋之南京備員中央國醫館編審甲戌冬至鄞觀仲景佚書於天一閣未得因周君岐隱誘識桂林羅君哲初示余以其師左修之所授仲景十二稿傷寒

雜病論十六卷明年春羅君來京與余同事廼克手鈔一通謹案仲景傷寒雜病論十六卷原書遭兵燹散佚不全賴晉太醫令王叔和搜摭遺文篇次為三十六卷永嘉亂後中原板蕩亦復失傳其要方為江南諸師所秘以孫思邈之殷勤述古撰千金方祇載仲景雜病方晚年方獲傷寒論收入翼方天寶中王燾撰外臺秘要引仲景傷寒論註出卷數至第十八與梁七錄隋唐志所列仲景書目卷數各殊今世通行仲景傷寒論十卷金匱要略方論三卷金匱玉函經八卷廼宋治平中林億

等奉敕校刻而金成無已傷寒論註堅字文皆作
鞕前人斷為隋時定本元趙以德金匱玉函經衍
義實金匱要略變名明清兩朝註傷寒金匱者數
十家大抵皆以林校及成趙二書為藍本茲取十
二稿本與今世通行之宋刊傷寒金匱各書及近
年湖南劉崑湘得於江西張隱君之古本涪陵劉
鎔經得於墊江某洞石櫃之古本相校如太陽篇
下傷寒脈浮滑節宋本及涪古本同作此以表有
熱裏有寒白虎湯主之脈方乖違義實難通湘古
本作表有熱裏無寒似較優勝然猶未若十二稿

作裏有熱表無寒之確切不易也其餘訂正諸本脱訛者不遑枚舉而列黄疸宿食下利吐逆嘔噦寒疝消渴等證於陽明少陰厥陰諸篇深契以六經鈐百病之微旨若平脈法雜病證治各篇條理精密有非後世所能及或疑醫聖撰論何至易稿十三次殊不思醫學著述動關民命仲景救濟之心尤精固無已時昔朱子註四書稿經七易病革時尚命門人改訂大學誠意章數句凡諸學理愈研愈微豈一成即不可再易乎又疑張紹祖自稱為仲景四十六世孫之時代與人類之發育大率

百年可衍五代未能胳合據羅君述其師左修之
民國十一年壬戌七十八歲始歸道山隨父嶺南
受書張紹祖時年弱冠當清同治三年上距漢獻
帝建安十年一千六百六十年考通鑑宋仁宗至
和二年三月丙子詔封孔子後四十七世孫孔宗
愿襲封文宣公為衍聖公上距周敬王四十一年
孔子卒一千五百三十四年比例張氏尚少孔氏
一世多一百二十六年人類生率世次安可以常
數限哉洎國難作南京陷羅君返桂途遭匪刼十
二稿副本幸存余家軍事參議院副院長張公伯

英前任總指揮駐節南陽時曾發願重修醫聖祠設立國醫學校未幾移防弗果今見此十二稿本歎為奇緣欣然捐貲付梓藏板南陽醫聖祠由是久湮人間之秘籍得以流通醫聖濟世之真傳賴其不墜千餘年承訛襲謬之刊本有所訂正裨益醫林實匪淺尠爰序其顛末考辨如右中華民國二十八年孟春長安黃維翰敬識於西安中醫救濟醫院

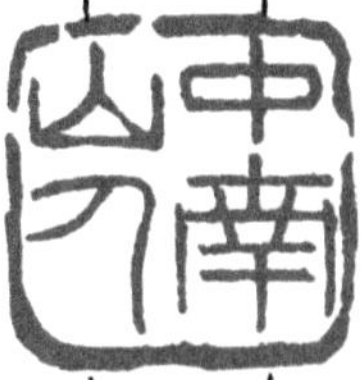

序

傷寒論爲後漢醫聖張仲景所著西晉王叔和編次盡人知之第其書在叔和時已經散佚不全後世莫不引爲憾事自湖南劉崑湘得古本傷寒雜病論十六卷於江西隱士張老傳之宗人劉仲邁相與詮次演爲義疏行世顧其書發揚聖經之處固多而淆亂乖謬之處亦復不少吾友黃君竹齋當代醫林博學士也所著傷寒雜病論集註傷寒雜病論新釋鍼灸經穴圖考等書早已膾炙人口而其向學之心日進無已且生平服膺仲景常以

抱殘守缺為憾故立意訪求仲聖遺著因千金方有江南諸師秘仲景要方不傳之句遂決意南遊膺編審國醫學術於中央國醫館旋之寧波得遇桂林羅君哲初廼獲仲聖十二稿傷寒雜病論較劉氏古本多三分之一不圖長沙舊文復顯於今世快何如之夫仲師為傷寒雜病論十六卷至傳有十三稿者昔朱子註四書稿凡七易醫書關係民命雖倍之亦復何疑其他各著或已脫稿或未脫稿或為衛汎所拾迨至叔和為晉太醫令時當與汎相見獲傷寒第七次稿於是重為編次今觀

通行本之前後錯落顛倒竄易迥殊於十二稿者更無疑矣紹祖爲仲師四十六世孫世代遞傳珍藏此真本傳至今日由其嫡裔傳之桂林左氏左氏又傳之羅君哲初羅君感黄君遠訪之誠因出而公之世此中豈非有定數耶際玆國醫否極時代我輩何幸獲覩醫聖遺經又豈非天之將使聖道重光也耶天下後世胥有利賴余故欣欣然而爲之序以誌黄君有志竟成之素願已了云民國二十四年三一七紀念日涇南周禹錫謹識於隆昌拯瘨軒

傷寒雜病論序

余聞吾師張紹祖先生之言曰吾家傷寒一書相傳共有一十三稿每成一稿傳抄殆徧城邑茲所存者為第十二稿餘者或為族人所秘或付劫灰不外是矣叔和所得相傳為第七次稿與吾所藏者較其間闕如固多編次亦不相類或為叔和所篡亂或疑為宋人所增删聚訟紛如各執其說然攷晉時尚無刋本猶是傳抄唐末宋初始易傳抄為刋刻遂稱易簡以此言之則坊間所刋者不但非漢時之原稿恐亦非叔和之原稿也余聆訓之

下始亦疑之及讀至傷寒例一卷見其於可汗不可汗可吐不可吐可下不可下法盡在其中於六經已具之條文並不重引法律謹嚴始知坊間所刻之辨可汗不可汗可吐不可吐可下不可下以及發汗吐下後各卷蓋後人以讀書之法錯雜其間而未計及編書之法固不如是也不然孔氏之徒問仁者衆問政者繁何不各類其類而憚煩若此耶吾師諱學正自言爲仲氏四十六世孫自晉以後遷徙不一其高祖復初公自嶺南復遷原籍寄居光州遂聚族焉吾師雖承家學不以醫名亦

不輕出此書以示人余之得受業者殆有天焉余宿好方術得鍼灸之學於永川鄧師憲章公後隨侍先嚴遊宦嶺南與吾師同寅朝夕相過從見余手執宋本傷寒論笑問曰亦嗜此乎時余年僅弱冠答曰非敢云嗜尚未得其要領正尋繹耳師曰子既好學復知鍼灸可以讀傷寒論矣吾有世傳抄本傷寒雜病論十六卷向不示人得人不傳恐成墜緒遂歷言此書顛末及吾師家世滔滔不倦先嚴促余曰速下拜於是即席拜之得師事焉今羅生哲初為吾邑知名之士從習鍼灸歷有年所

頗能好余之所好余亦以所得者盡授之余不負吾師羅生亦必不負余故特序其原起羅生其誌之羅生其勉之光緒二十年歲次甲午春三月桂林左盛德序

傷寒雜病論目錄

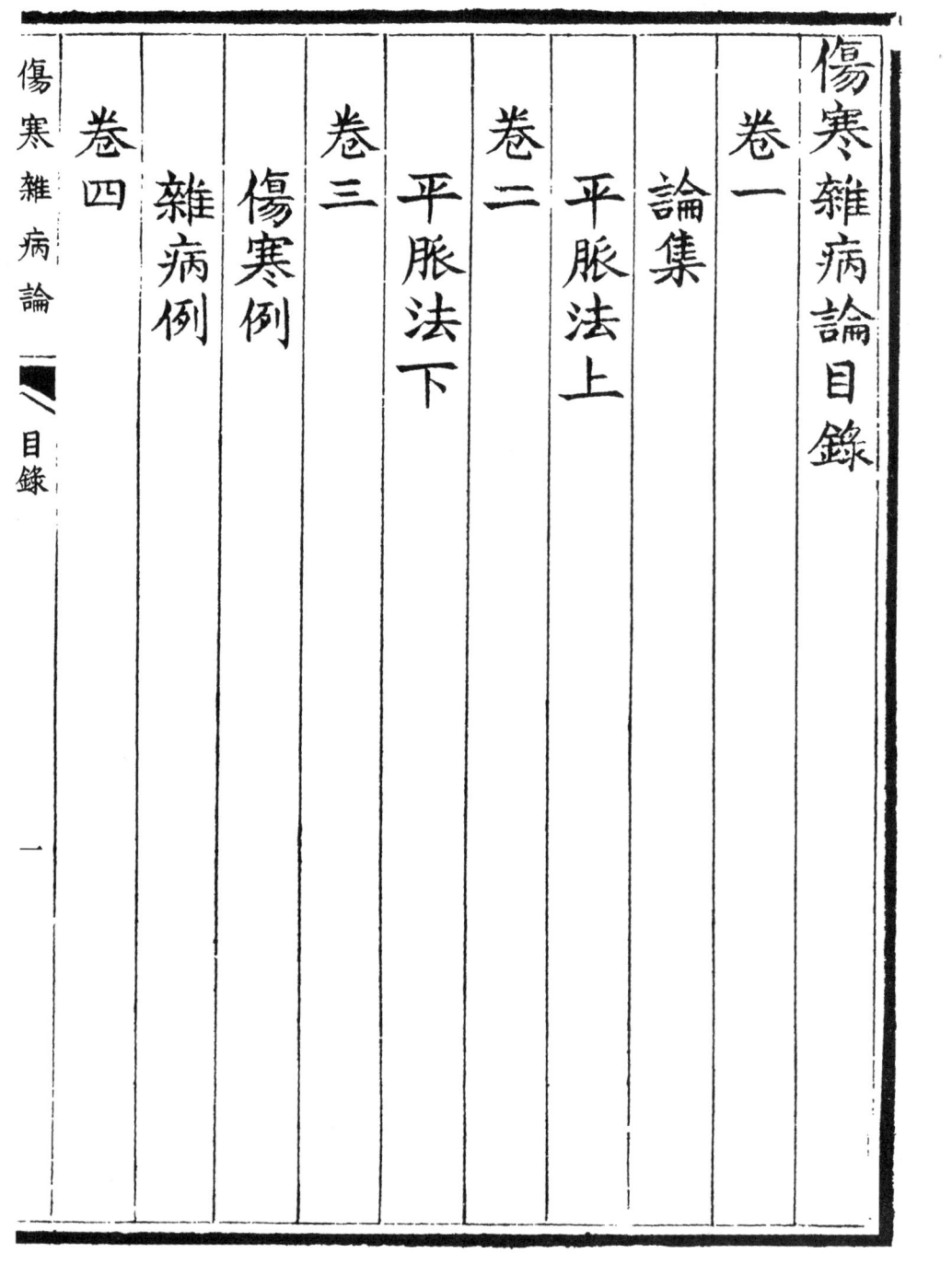

傷寒雜病論集

恭錄白雲閣藏本

論曰余每覽越人入虢之診望齊侯之色未嘗不慨然歎其才秀也怪當今居世之士曾不留神醫藥精究方術上以療君親之疾下以救貧賤之厄中以保身長全以養其生但競逐榮勢企踵權豪孜孜汲汲惟名利是務崇飾其末忽棄其本華其外而悴其內皮之不存毛將安附焉卒然遭邪風之氣嬰非常之疾患及禍至而方震慄降志屈節欽望巫祝告窮歸天束手受敗賫百年之壽命持至貴之重器委付凡醫恣其所措咄嗟嗚呼厥身

已斃神明消滅變爲異物幽潛重泉徒爲啼泣痛夫舉世昏迷莫能覺悟不惜其命若是輕生彼何榮勢之足云哉而進不能愛人知人退不能愛身知己遇災值禍身居厄地蒙蒙昧昧惷若遊魂哀乎趨勢之士馳競浮華不固根本忘軀徇物危若冰谷至於是也余宗族素多向餘二百建安紀元以來猶未十稔其死亡者三分有二傷寒十居其七感往昔之淪喪傷橫夭之莫救乃勤求古訓博采衆方撰用素問九卷八十一難陰陽大論胎臚藥録並平脈辨證爲傷寒雜病論合十六卷雖未

能盡愈諸病庶可以見病知源若能尋余所集思過半矣夫天布五行以運萬類人禀五常以有五藏經絡府俞陰陽會通玄冥幽微變化難極自非才高識妙豈能探其理致哉上古有神農黄帝岐伯伯高雷公少俞少師仲文中世有長桑扁鵲漢有公乘陽慶及倉公下此以往未之聞也觀今之醫不念思求經旨以演其所知各承家技終始順舊省疾問病務在口給相對須臾便處湯藥按寸不及尺握手不及足人迎趺陽三部不參動數發息不滿五十短期未知決診九候曾無髣髴明堂

闚庭盡不見察所謂窺管而已夫欲視死別生實
為難矣孔子曰生而知之者上學則亞之多聞博
識知之次也余宿尚方術請事斯語漢長沙太守
南陽張機

傷寒雜病論卷一

漢長沙太守南陽張機仲景述
長安黃維翰竹齋校

平脈法上

問曰脈何以知氣血藏府之診也師曰脈乃氣血先見氣血有盛衰藏府有偏勝氣血俱盛脈陰陽俱盛氣血俱衰脈陰陽俱衰氣獨盛者則脈强血獨盛者則脈滑氣偏衰者則脈微血偏衰者則脈濇氣血和者則脈緩氣血平者則脈平氣血亂者則脈亂氣血脱者則脈絶陽迫氣血則脈數陰阻

氣血則脈遲若感於邪氣血擾動脈隨變化變化無窮氣血使之病變百端本原別之欲知病源當憑脈變先揣其本本之不齊在人體躬相體以診病無遁情

問曰脈有三部陰陽相乘榮衛血氣在人體躬呼吸出入上下於中因息遊布津液流通隨時動作肖象形容春弦秋浮冬沉夏洪察色觀脈大小不同一時之間變無經常尺寸參差或短或長上下乖錯或存或亡病輒改易進退低昂心迷意惑動失紀綱願為具陳令得分明師曰子之所問道之

根源脈有三部尺寸及關榮衛流行不失衡銓腎沉心洪肺浮肝弦此自經常不失銖分出入升降漏刻周旋水下二刻一周循環當復寸口虛實見焉變化相乘陰陽相干風則浮虛寒則緊弦沉潛水畜支飲急弦動弦為痛數洪熱煩設有不應知變所緣三部不同病各異端大過可怪不及亦然邪不空見中必有奸審察表裏三焦別焉知邪所舍消息診看料度府藏獨見若神為子條記傳與賢人

師曰平脈大法脈分三部浮部分經以候皮膚經

絡之氣沉部分經以候五藏之氣中部分經以候六府之氣

師曰脈分寸關尺寸脈分經以候陽陽者氣之統也尺脈分經以候陰陰者血之注也故曰陰陽關上陰陽交界應氣血升降分經以候中州之氣

問曰經説脈有三菽六菽重者何謂也師曰脈人以指按之如三菽之重者肺氣也如六菽之重者心氣也如九菽之重者脾氣也如十二菽之重者肝氣也按之至骨者腎氣也假令下利寸口關上尺中悉不見脈然尺中時一小見脈再舉頭者腎

氣也若見損至脈來為難治

問曰東方肝脈其形何似師曰肝者木也名厥陰其脈微弦濡弱而長是肝脈也肝病自得濡弱者愈也假令得純弦脈者死何以知之以其脈如弦直此是肝藏傷故知死也

南方心脈其形何似師曰心者火也名少陰其脈洪大而長是心脈也心病自得洪大者愈也假令脈來微去大故名反病在裏也脈來頭小本大故曰覆病在表也上微頭小者則汗出下微本大者則為關格不通不得尿頭無汗者可治有汗者死

西方肺脈其形何似師曰肺者金也名太陰其脈毛浮也肺病自得此脈若得緩遲者皆愈若得數者則劇何以知之數者南方火火尅西方金法當癰腫為難治也

北方腎脈其形何似師曰腎者水也其脈沉而石腎病自得此脈者愈若得實大者則劇何以知之實大者長夏土王土尅北方水水藏立涸也

師曰人迎脈大趺陽脈小其常也假令人迎趺陽平等為逆人迎負趺陽為大逆所以然者胃氣上升動在人迎胃氣下降動在趺陽上升力强故曰

大下降力弱故曰小反此為逆大逆則死

師曰六氣所傷各有法度舍有專屬病有先後風中於前寒中於背溼傷於下霧傷於上霧客皮腠溼流關節極寒傷經極熱傷絡風令脈浮寒令脈緊又令脈急暑則浮虛溼則濡濇燥短以促火躁而數風寒所中先客太陽暑氣炎熱肺金則傷溼生長夏病入脾胃燥氣先傷大腸合肺壯火食氣病生於内心與小腸先受其害六氣合化表裏相傳藏氣偏勝或移或干病之變證難以殫論能合色脈可以萬全

問曰上工望而知之中工問而知之下工脈而知之願聞其説師曰夫色合脈色主形外脈主應內其色露藏亦有內外察色之妙明堂闕庭察色之法大指推之察明堂推而下之察闕庭推而上之五色應五藏如肝色青脾色黃肺色白心色赤腎色黑顯然易曉色之生死在思用精心迷意惑難與為言

色青者病在肝與膽假令身色青明堂色微赤者生白者死黃白者半死半生也

色赤者病在心與小腸假令身色赤明堂微黃者

生黑者死黄黑者半死半生也
色黄者病在脾與胃假令身色黄明堂微白者生
青者死黄青者半死半生也
色白者病在肺與大腸假令身色白明堂色微黑
者生赤者死黄赤者半死半生也
色黑者病在腎與膀胱假令身色黑明堂色微青
者生黄者死黄赤者半死半生也
闕庭脉色青而沉細推之不移者病在肝青而浮
大推之隨轉者病在膽
闕庭脉色赤而沉細推之參差不齊者病在心赤

而橫戈推之愈赤者病在小腸

闕庭脈色黃推之如水停留者病在脾如水急流者病在胃

闕庭脈色青白推之久不還者病在肺推之即至者病在大腸

闕庭脈色青黑直下睛明推之不變者病在腎推之即至者病在膀胱

明堂闕庭色不見推之色青紫者病在中焦有積推之明如水者病在上焦有飲推之黑赤參差者病在下焦有寒熱

問曰色有內外何以別之師曰一望而知者謂之外在明堂闕庭推而見之者謂之內

病暴至者先形於色不見於脈病久發者先見於脈不形於色病入藏無餘證者見於脈不形於色病痼疾者見於脈不形於色也

問曰色有生死何謂也師曰假令色黃如蠏腹者生如枳實者死有氣則生無氣則死餘色倣此

師曰人秉五常有五藏五藏發五聲宮商角徵羽是也五聲在人各具一體假令人本聲角變商聲者為金尅木至秋當死變宮徵羽皆病以本聲不

可變故也

人本聲宮變角聲者爲木尅土至春當死變商徵羽皆病

人本聲商變徵聲者爲火尅金至夏當死變宮角羽皆病

人本聲徵變羽聲者爲水尅火至冬當死變角宮商皆病

人本聲羽變宮聲者爲土尅水至長夏當死變角商徵皆病

以上所言皆人不病而聲先變者初變可治變成

難瘳聞聲之妙差在毫釐本不易曉若病發聲則
易知也
師持脈病人欠者無病也脈之呻者病也言遲者
風也搖頭言者裏痛也行遲者表强也坐而伏者
短氣也坐而下一腳者腰痛也裏實護腹如懷卵
物者心痛也
病人長歎聲出高入卑者病在上焦出卑入高者
病在下焦出入急促者病在中焦有痛處聲唧唧
而歎者身體疼痛問之不欲語語先淚下者必有
憂鬱問之不語淚下不止者必有隱衷問之不語

數問之而微笑者必有隱疾

實則讝語虛則鄭聲假令言出聲卑者為氣虛言出聲高者為氣實欲言手按胸中者胸中滿痛欲言手按腹者腹中滿痛欲言聲不出者咽中腫痛

師曰脈病人不病名曰行尸以無王氣卒眩仆不識人者短命則死人病脈不病名曰內虛以少穀神雖困無苦

師曰脈肥人責浮瘦人責沉肥人當沉今反浮瘦人當浮今反沉故責之

師曰呼吸者脈之頭也初持脈來疾去遲此出疾

入遲名曰内虛外實也初持脉來遲去疾此出遲入疾名曰内實外虛也

寸口衛氣盛名曰高榮氣盛名曰章高章相摶名曰綱衛氣弱名曰惵榮氣弱名曰卑惵卑相摶名曰損衛氣和名曰緩榮氣和名曰遲緩遲相摶名曰沉

陽脉浮大而濡陰脉浮大而濡陰脉與陽脉同等者名曰緩也

問曰二月得毛浮脉何以處言至秋當死師曰二月之時脉當濡弱反得毛浮者故知至秋死二月

肝用事肝屬木脉應濡弱反得毛浮脉者是肺脉也肺屬金金來尅木故知至秋死他皆倣此

師曰立夏得洪大脉是其本位其人病身體苦疼重者須發其汗若明日身不疼不重者不須發汗若汗濈濈自出者明日便解矣何以言之立夏脉洪大是其時脉故使然也四時倣此

問曰凡病欲知何時得何時愈何以知之師曰假令夜半得病者明日日中愈日中得病者夜半愈何以言之日中得病夜半愈者以陽得陰則解也夜半得病明日日中愈者以陰得陽則解也

問曰脈病欲知愈未愈者何以別之師曰寸口關上尺中三處大小浮沉遲數同等雖有寒熱不解者此脈陰陽為和平雖劇當愈

師曰寸脈下不至關為陽絕尺脈上不至關為陰絕此皆不治決死也若計其餘命生死之期期以月節尅之也

脈浮者在前其病在表浮者在後其病在裏假令濡而上魚際者宗氣泄也孤而下尺中者精不藏也若乍高乍卑乍升乍墜為難治

寸口脈緩而遲緩則陽氣長其色鮮其顏光其聲

商毛髮長遲則陰氣盛骨髓生血滿肌肉緊薄鮮鞕陰陽相抱榮衛俱行剛柔相得名曰强也

寸口脈浮為在表沉為在裏數為在府遲為在藏假令脈遲此為在藏也

寸口脈浮緊浮則為風緊則為寒風則傷衛寒則傷榮榮衛俱病骨節煩疼當發其汗也

寸口脈浮而數浮為風數為熱風為虛虛為寒風虛相搏則灑淅惡寒也

問曰病有灑淅惡寒而復發熱者何師曰陰脈不足陽往從之陽脈不足陰往乘之曰何謂陽脈不

足師曰假令寸口脈微名曰陽不足陰氣上入陽中則灑淅惡寒也曰何謂陰脈不足師曰尺脈弱名曰陰不足陽氣下陷入陰中則發熱也陰脈弱者則血虛血虛則筋急也其脈濇者榮氣微也其脈浮而汗出如流珠者衛氣衰也榮氣微者加燒鍼則血溜不行更發熱而躁煩也

寸口脈陰陽俱緊者法當清邪中於上焦濁邪中於下焦清邪中上名曰潔也濁邪中下名曰渾也陰中於邪必內慄也表氣虛微裏氣不守故使邪中於陰也陽中於邪必發熱頭痛項强頸攣腰痛

脛酸所為陽中霧露之氣故曰清邪中上濁邪中下陰氣為慄足膝逆冷便溺妄出表氣微虛裏氣微急三焦相溷內外不通上焦怫鬱藏氣相熏口爛食齗也中焦不治胃氣上衝脾氣不轉胃中為濁榮衛不通血凝不流若衛氣前通者小便赤黃與熱相搏因熱作使遊於經絡出入藏府熱氣所過則為癰膿若陰氣前通者陽氣厥微陰無所使客氣內入嚏而出之聲嗢咽塞寒厥相追為熱所擁血凝自下狀如豚肝陰陽俱厥脾氣孤弱五液注下下焦不闔清便下重令便數難齊築湫痛命

將難全
寸口脈陰陽俱緊者口中氣出脣口乾燥踡卧足冷鼻中涕出舌上胎滑勿妄治也到七日以來其人微發熱手足温者此為欲解或到八日以上反大發熱者此為難治設使惡寒者必欲嘔也腹内痛者必欲利也

寸口脈陰陽俱緊至於吐利其脈獨不解緊去人安此為欲解若脈遲至六七日不欲食此為晚發水停故也為未解食自可者為欲解

寸口脈浮而大有熱心下反鞕屬藏者攻之不令

發汗屬府者不令溲數溲數則大便鞕汗多則熱甚溲數則便難脈遲者尚未可攻也

問曰病有戰而汗出因得解者何也師曰脈浮而緊按之反芤此為本虛故當戰而汗出也其人本虛是以發戰以脈浮緊故當汗出而解也若脈浮而數按之不芤此人本不虛若欲自解但汗出耳不發戰也

問曰病有不戰而汗出解者何也師曰脈大而浮數故不戰而汗出解也

問曰病有不戰不汗出而解者何也師曰其脈自

微此以曾發汗若吐若下若亡血以內無津液此陰陽自和必自愈故不戰不汗出而解也

問曰傷寒三日脈浮數而微病人身涼和者何也師曰此為欲解也解以夜半脈浮而解者濈然汗出也脈數而解者必能食也脈微而解者必大汗出也

脈浮而遲面熱赤而戰惕者六七日當汗出而解反發熱者差遲遲為無陽不能作汗其身必癢也

病六七日手足三部脈皆至大煩而口噤不能言其人躁擾者未欲解也若脈和其人不煩目重瞼

內際黃者此欲解也

師曰伏氣之病以意候之今月之內欲知伏氣假令舊有伏氣當須脈之若脈微弱者當喉中痛似傷非喉痹也病人云實咽中痛雖爾今復宜下之

師曰病家人請云病人苦發熱身體疼病人自臥師到診其脈沉而遲者知其差也何以知之凡表有病者脈當浮大今反沉遲故知愈也假令病人云腹內卒痛病人自坐師到脈之浮而大者知其差也何以知之凡裏有病者脈當沉細今浮大故知愈也

師曰病家人來請云病人發熱煩極明日師到病人向壁臥此熱已去也設令脈不和處言已愈設令向壁臥聞師到不驚起而盻視若三言三止脈之嚥唾者此詐病也設令脈自和處言此病大重當須服吐下藥鍼灸數十百處乃愈

問曰脈有災怪何謂也師曰假令人病脈得太陽與形證相應因為作湯比還送湯如食頃病人乃大吐若下利腹中痛師曰我前來不見此證今乃變異是各災怪又問曰何緣作此吐利師曰或有舊時服藥今乃發作故為災怪耳

傷寒雜病論卷二

漢長沙太守南陽張機仲景述
長安黃維翰竹齋校

平脈法下

問曰脈有陰陽何謂也師曰凡脈大浮數動滑此名陽也脈沉濇遲弦微此名陰也凡陰病見陽脈者生陽病見陰脈者死

陰陽相搏名曰動陽動則汗出陰動則發熱形冷惡寒者此三焦傷也若數脈見於關上上下無頭尾如豆大厥厥動搖者名曰動也

脉來緩時一止復來者名曰結脉來數時一止復來者名曰促脉陽盛則促陰盛則結此皆病脉又脉來動而中止更來小數中有還者反動名曰結陰也脉來動而中止不能自還因而復動者名曰代陰也得此脉者必難治

脉陰陽俱促當病血為實陰陽俱結當亡血為虛假令促上寸口者當吐血或衄下尺中者當下血若乍促乍結為難治

脉數者久數不止止則邪結正氣不能復卻結於藏故邪氣浮之與皮毛相得脉數者不可下下之

必須利不止

問曰脈有陽結陰結者何以別之師曰其脈浮而數能食不大便者此為實名曰陽結也期十七日當劇其脈沉而遲不能食身體重大便反鞕名曰陰結也期十四日當劇

脈藹藹如車蓋者名曰陽結也

脈累累如循長竿者名曰陰結也

脈瞥瞥如羹上肥者陽氣微也

脈縈縈如蜘蛛絲者陰氣衰也

脈綿綿如瀉漆之絶者亡其血也

問曰脈有殘賊何謂也師曰脈有弦緊浮滑沉濇此六脈名曰殘賊能為諸脈作病也

問曰脈有相乘有縱有橫有逆有順何謂也師曰水行乘火金行乘木名曰縱火行乘水木行乘金名曰橫水行乘金火行乘木名曰逆金行乘水木行乘火名曰順也

問曰濡弱何以反適十一頭師曰五藏六府相乘故令十一

脈陰陽俱弦無寒熱為病飲在浮部飲在皮膚在中部飲在經絡在沉部飲在肌肉若寸口弦飲在

上焦關上弦飲在中焦尺中弦飲在下焦

脈弦而緊者名曰革也弦者狀如弓弦按之不移也脈緊者如轉索無常也

脈弦而大弦則為減大則為芤減則為寒芤則為虛寒虛相摶此名為革婦人則半產漏下男子則亡血失精此言致革之由

問曰曾為人所難緊脈從何而來師曰假令亡汗若吐以肺裏寒故令脈緊也假令欬者坐飲冷水故令脈緊也假令下利以胃虛冷故令脈緊也

寸口脈浮而緊醫反下之此為大逆浮則無血緊

則為寒寒氣相搏則為腸鳴醫乃不知而反飲冷水令汗不出水得寒氣冷必相搏其人即䭇

寸口脈微尺脈緊其人虛損多汗知陰常在絕不見陽也

寸口脈浮而大浮為風虛大為氣強風氣相搏必成隱瘮身體為癢癢者名泄風久久為痂癩

寸口脈浮而大浮為虛大為實在尺為關在寸為格關則不得小便格則吐逆

寸口脈微而濇微者衛氣不行濇者榮氣不逮榮衛不能相將三焦無所仰身體痹不仁榮氣不足

則煩疼口難言衛氣虛者則惡寒數欠三焦不歸其部上焦不歸者噫而酢吞中焦不歸者不能消穀引食下焦不歸者則遺溲

寸口脉微而濇微者衛氣衰濇者榮氣不足衛氣衰則面色黄榮氣不足則面色青榮爲根衛爲葉榮衛俱微則根葉枯槁而寒慄欬逆唾腥吐涎沫也

寸口脉微而緩微者衛氣疏疏則其膚空緩者胃氣實實則穀消而水化也穀入於胃脉道乃行水入於經其血乃成榮盛則其膚必疏三焦失經名

曰血崩

寸口脈弱而緩弱者陽氣不足緩者胃氣有餘噫而吞酸食卒不下氣填於膈上也

寸口脈弱而遲弱者衛氣微遲者滎中寒滎為血血寒則發熱衛為氣氣微者心内飢飢而虚滿不能食也

寸口脈弱而濇尺中浮大無外證者為病屬内傷

寸口脈弱而濇尺中濡弱者男子病失精女子病赤白帶下

寸口脈洪數按之弦急者當發癮𤺋假令脈浮數

按之反平者為外毒宜清之脈數大按之弦直者為內毒宜升之令其外出也誤攻則內陷內陷則死

寸口脈洪數按之急滑者當發癰膿發熱者暴出無熱者久久必至也

寸口脈浮滑按之弦急者當發內癰欬嗽胸中痛為肺癰當吐膿血腹中掣痛為腸癰當便膿血

寸口脈大而濇時一弦無寒熱此為浸淫瘡所致也若加細數者為難治

趺陽脈緊而浮浮為氣緊為寒浮為腹滿緊為絞

痛浮緊相搏腸鳴而轉轉即氣動膈氣乃下少陰脈不出其陰腫大而虛也

趺陽脈微而緊緊則為寒微則為虛微緊相搏則為短氣

趺陽脈大而緊者當即下利為難治

趺陽脈浮浮則為虛浮虛相搏故令氣餲言胃氣虛竭也此為醫咎責虛取實守空迫血脈滑則為噦脈浮鼻中燥者必衄也

趺陽脈遲而緩胃氣如經也趺陽脈浮而數浮則傷胃數則動脾此非本病醫特下之所為也榮衛

内陷其數先微脈反但浮其人必大便鞕氣噫不除何以言之本以數脈動脾其數先微故知脾氣不治大便必鞕氣噫不除令脈反浮其數改微邪氣獨留心中則饑邪熱不殺穀潮熱發渴數脈當遲緩病者則飢數脈不時則生惡瘡也趺陽脈遲緩為無病誤下之令脈轉浮數元氣傷必浮數改微

趺陽脈浮而濇少陰脈如經者其病在脾法當下利何以知之若脈浮大者氣實血虛也今趺陽脈浮而濇故知脾氣不足胃氣虛也以少陰脈弦而沉纔見此為調脈故稱如經也若反滑而數者故

知當屎膿也

趺陽脈浮而芤浮者衛氣虛芤者榮氣傷其身體瘦肌肉甲錯浮芤相搏宗氣微衰四屬斷絕舉之浮芤按之全無謂之浮芤相搏

寸口脈浮而大浮為氣實大為血虛血虛為無陰孤陽獨下陰部者小便當赤而難胞中當虛今反小便利而大汗出法應衛家當微今反更實津液四射榮竭血盡乾煩而不眠血薄肉消而成黑液醫復以毒藥攻其胃此為重虛客陽去有期必下如汙泥而死

問曰翕奄沉名曰滑何謂也師曰沉爲純陰翕爲正陽陰陽和合故令脈滑關尺自平

趺陽脈微沉食飲自平少陰脈微滑滑者緊之浮名也此爲陰實其人必股内汗出陰下溼也

趺陽脈浮而滑浮爲陽滑爲實陽實相摶其脈數疾衛氣失度浮滑之脈變爲數疾發熱汗出者不治

趺陽脈滑而緊滑者胃氣實緊者脾氣强持實擊强痛還自傷以手把及坐作瘡也

趺陽脈沉而數沉爲實數消穀緊者病難治

趺陽脈伏而濇伏則吐逆水穀不化濇則食不得入名曰關格

師曰病人脈微而濇者此為醫所病也大發其汗又數大下之其人亡血病當惡寒後乃發熱無休止時夏月盛熱欲著複衣冬月盛寒欲裸其身所以然者陽微則惡寒陰弱則發熱此醫發其汗使陽氣微又大下之令陰氣弱五月之時陽氣在表胃中虛冷以陽氣內微不能勝冷故欲著複衣十一月之時陽氣在裏胃中煩熱以陰氣內弱不能勝熱故欲裸其身又陰脈遲濇故知亡血也

少陰脈弱而濇弱者微煩濇者厥逆

趺陽脈不出脾不上下身冷膚鞕

少陰脈不至腎氣微少精血奔氣促迫上入胸膈宗氣反聚血結心下陽氣退下熱歸陰股與陰相動令身不仁此為尸厥當刺期門巨闕

妊娠脈弦數而細少腹痛手心熱此為熱結胞中不先其時治之必有產難

產後脈洪數按之弦急此為濁未下若濁已下而脈如故者此為魂脫為難治

諸脈浮數當發熱而灑淅惡寒若有痛處飲食如

常者蓄積有膿也

問曰人恐怖者其脈何狀師曰脈形如循絲累累然其面白脫色也

問曰人不飲其脈何類師曰脈自濇脣口乾燥也

問曰人愧者其脈何類師曰脈浮而面色乍白乍赤也

寸口諸微亡陽諸濡亡血諸弱發熱諸緊為寒諸乘寒者則為厥鬱冒不仁以胃無穀氣脾濇不通口急不能言戰而慄也

師曰發熱則脈躁惡寒則脈靜脈隨證轉者為病

瘧

師曰傷寒欬逆上氣其脈散者死謂其形損故也

師曰脈乍大乍小乍靜乍亂見人驚恐者為祟發於膽氣竭故也

師曰人脈皆無病暴發重病不省人事者為厲鬼治之祝由能言者可治不言者死

師曰脈浮而洪身汗如油喘而不休水漿不下形體不仁乍靜乍亂此為命絶也又未知何藏先受其災若汗出髮潤喘不休者此為肺先絶也陽反獨留形體如烟熏直視摇頭者此為心絶也脣吻

反青四肢漐習者此為肝絕也環口黧黑油汗發黄者此為脾絕也溲便遺失狂言目反直視者此為腎絕也又未知何藏陰陽前絕若陽氣前絕陰氣後竭者其人死身色必青陰氣前絕陽氣後竭者其人死身色必赤腋下温心下熱也

奇經八脈不繫十二經別有自行道路其為病總於陰陽其治法屬十二經假令督脈為病脊背强隱隱痛脈當微浮而急按之濇治屬太陽

任脈為病其内結痛疝瘕脈當沉而結治屬太陰

衝脈為病氣上逆而裏急脈當浮虚而數治屬太

陰

帶脈為病苦腹痛腰間冷痛脈當沉而細治屬少陰

陽蹻為病中於側氣行於外脈當弦急按之緩治屬少陽

陰蹻為病中於側氣行於內脈當浮緩按之微急而弦治屬厥陰

陽維與諸陽會其為病在脈外發寒熱脈當浮而虛治屬氣分

陰維與諸陰交其為病在脈中心中痛手心熱脈

當弦而濇治屬血分

陽維維於陽陰維維於陰為氣血之别使不拘一經也

奇經八脈之為病由各經受邪久久移傳或勞傷所致非暴發也

問曰八脈内傷何以别之師曰督脈傷柔柔不欲伸不能久立立則隱隱而脹任脈傷小便多其色白濁衝脈傷時欬不休有聲無物勞則氣喘帶脈傷迴身一周冷陽蹻傷則身左不仁陰蹻傷則身右不仁陽維傷則畏寒甚皮常溼陰維傷則畏熱

甚皮常枯

問曰八脈內傷其脈何似師曰督脈傷尺脈大而濇任脈傷關脈大而濇衝脈傷寸脈短而濇帶脈傷脈沉遲而結陽蹻傷脈時大時弦陰蹻傷脈時細時弦陽維傷脈時緩時弦陰維傷脈時緊時濇

問曰其治奈何師曰督脈傷當補髓任脈傷當補精衝脈傷當補氣帶脈傷當補腎陽蹻傷則益膽陰蹻傷則補肝陽維傷則調衛陰維傷則養榮

問曰其處方奈何師曰相體虛實察病輕重採取方法權衡用之則無失也

傷寒雜病論卷三

長沙太守南陽張機仲景述
長安黄維翰竹齋校

傷寒例

四時八節二十四氣七十二候決病法

立春正月節斗指艮　雨水正月中斗指寅
驚蟄二月節斗指甲　春分二月中斗指卯
清明三月節斗指乙　穀雨三月中斗指辰
立夏四月節斗指巽　小滿四月中斗指巳
芒種五月節斗指丙　夏至五月中斗指午

小暑六月節斗指丁　大暑六月中斗指未
立秋七月節斗指坤　處暑七月中斗指申
白露八月節斗指庚　秋分八月中斗指酉
寒露九月節斗指辛　霜降九月中斗指戌
立冬十月節斗指乾　小雪十月中斗指亥
大雪十一月節斗指壬　冬至十一月中斗指子
小寒十二月節斗指癸　大寒十二月中斗指丑
二十四氣節有十二中氣有十二五日為一候氣亦同合有七十二候決病生死此須洞解之也
陰陽大論云春氣溫暖夏氣暑熱秋氣清涼冬氣

冰洌此則四時正氣之序也冬時嚴寒萬類深藏君子固密則不傷於寒觸冒之者則名傷寒耳其傷於四時之氣皆能為病以傷寒為病者以其最盛殺厲之氣也中而即病者名曰傷寒不即病者寒毒藏於肌膚至春變為溫病至夏變為暑病暑病者熱極重於溫也是以辛苦之人春夏多溫熱病者皆由冬時觸寒所致非時行之氣也凡時行者春時應暖而反大寒夏時應熱而反大涼秋時應涼而反大熱冬時應寒而反大溫此非其時而有其氣是以一歲之中長幼之病多相似者此則

時行之氣也夫欲候知四時正氣為病及時行疫氣之法皆當按斗曆占之九月霜降節後宜漸寒向冬大寒至正月雨水節後宜解也所以謂之雨水者以冰雪解而為雨水故也至驚蟄二月節後氣漸和暖向夏大熱至秋便涼從霜降以後至春分以前凡有觸冒霜露體中寒即病者謂之傷寒也九月十月寒氣尚微為病則輕十一月十二月寒洌已嚴為病則重正月二月寒漸將解為病亦輕此以冬時不調適有傷寒之人即為病也其冬有非節之暖者名為冬溫冬溫之毒與傷寒大異

冬温復有先後更相重沓亦有輕重為治不同證
如後章從立春節後其中無暴大寒又不冰雪而
有人壯熱為病者此屬春時陽氣發其冬時伏寒
變為温病從春分以後至秋分節前天有暴寒者
皆為時行寒疫也三月四月或有暴寒其時陽氣
尚弱為寒所折病熱猶輕五月六月陽氣已盛為
寒所折病熱則重七月八月陽氣已衰為寒所折
病熱亦微其病與温相似但治有殊耳十五日得
一氣於四時之中一時有六氣四六名為二十四
氣然氣候亦有應至仍不至或有未應至而至者

或有至而太過者皆成病氣也但天地動靜陰陽鼓擊者各正一氣耳是以彼春之暖為夏之暑彼秋之忿為冬之怒是故冬至之後一陽爻升一陰爻降也夏至之後一陽氣下一陰氣上也斯則冬夏二至陰陽合也春秋二分陰陽離也陰陽交易人變病焉此君子春夏養陽秋冬養陰順天地之剛柔也小人觸冒必嬰暴疹須知毒烈之氣留在何經必發何病詳而取之是以春傷於風夏必飧泄夏傷於暑秋必病瘧秋傷於溼冬必欬嗽冬傷於寒春必病温此必然之道可不審明之傷寒之

病逐日淺深以施方治今世人傷寒或始不早治或治不對病或日數久淹困乃告醫醫人又不依次第而治之則不中病皆宜臨時消息制方無不效也

又土地溫涼高下不同物性剛柔飧居亦異是故黃帝興四方之問岐伯舉四治之能以訓後賢開其未悟臨病之工宜須兩審也

凡傷於寒傳經則為病熱熱雖甚不死若兩感於寒而病者多死

尺寸俱浮者太陽受病也當一二日發以其脈上

連風府故頭項痛腰脊强
尺寸俱長者陽明受病也當二三日發以其脈夾
鼻絡於目故身熱汗出目疼鼻乾不得卧
尺寸俱弦者少陽受病也當三四日發以其脈循
脇絡於耳故胸脇痛而耳聾此三經受病未入於
府者皆可汗而已
尺寸俱沉濡者太陰受病也當四五日發以其脈
布胃中絡於嗌故腹滿而嗌乾
尺寸俱沉細者少陰受病也當五六日發以其脈
貫腎絡於肺繫舌本故口燥舌乾而渴

尺寸俱弦微者厥陰受病也當六七日發以其脈
循陰器絡於肝故煩滿而囊縮此三經皆受病已
入於府者皆可下而已
傷寒傳經在太陽脈浮而急數發熱無汗煩躁宜
麻黄湯
麻黄湯方見太陽病中
傳陽明脈大而數發熱汗出口渴舌燥宜白虎湯
不差與承氣湯
白虎湯方見太陽病上
傳少陽脈弦而急口苦咽乾頭暈目眩往來寒熱

熱多寒少宜小柴胡湯不差與大柴胡湯

小柴胡湯方見太陽病中

大柴胡湯方見太陽病中

傳太陰脹濡而大發熱下利口渴腹中急痛宜茯苓白朮厚朴石膏黃芩甘草湯

茯苓白朮厚朴石膏黃芩甘草湯方

茯苓四兩　白朮三兩　厚朴四兩　石膏半斤

黃芩三兩　甘草二兩炙

右六味以水一斗煮取五升每服一升五合餘日三服

傳少陰脈沉細而數手足時厥時熱咽中痛小便難宜附子細辛黃連黃芩湯

附子細辛黃連黃芩湯方

附子大者一枚炮去皮破八片　細辛二兩　黃連四兩　黃芩二兩

右四味以水六升煮取三升温服一升日三服

傳厥陰脈沉弦而急發熱時疏心煩嘔逆宜桂枝當歸湯吐蚘者宜烏梅丸

桂枝當歸湯方

桂枝二兩　當歸三兩　半夏一升　芍藥三兩

黄蘗二兩　甘草二兩炙

右六味以水七升煮取四升去滓分温三服

烏梅丸方見厥陰病

以上皆傳經脈證并治之正法也若入府及藏爲傳經變病治列後條

若兩感於寒者一日太陽受之即與少陰俱病則頭痛口乾煩滿而渴脈時浮時沉時數時細大青龍湯加附子主之

大青龍加附子湯方

即大青龍湯加附子一枚炮去皮破八片煎服法同

二日陽明受之即與太陰俱病則腹滿身熱不欲食讝語腹時高時卑時強時弱宜大黃石膏茯苓白朮枳實甘草湯

大黃石膏茯苓白朮枳實甘草湯方

大黃四兩 石膏一斤 茯苓三兩 白朮四兩 枳實三兩 甘草三兩炙

右六味以水八升煮取五升温分三服

三日少陽受之即與厥陰俱病則耳聾囊縮而厥水漿不入脈乍弦乍急乍細乍散宜當歸附子湯

當歸附子湯方

當歸四兩　附子大者一枚炮去皮破八片　人參三兩

黃連二兩　黃蘗三兩

右五味以水六升煮取三升去滓溫服一升日三服

以上皆傳經變病多不可治不知人者六日死若三陰三陽五藏六府皆受病則榮衛不行藏府不通而死矣所謂兩感於寒不免於死者其在斯乎

若不加異氣者至七日太陽病衰頭痛少愈也八日陽明病衰身熱少歇也九日少陽病衰耳聾微聞也十日太陰病衰腹減如故則思飲食十一日

少陰病衰渴止舌乾已而嚏十二日厥陰病衰囊縱少腹微下大氣皆去病人精神爽也若過十三日以上不間尺寸陷者大危

若更感異氣變為他病者當依壞病證法而治之

若脉陰陽俱盛重感於寒者變成溫瘧陽脉浮滑陰脉濡弱更傷於風者變為風溫陽脉洪數陰脉實大更遇溫熱者變為溫毒溫毒病之最重者也陽脉濡弱陰脉弦緊更遇溫氣者變為溫疫以此冬傷於寒發為溫病脉之變證方治如說

凡人有疾不時即治隱忍冀差以成痼疾小兒女

子益以滋甚時氣不和便當早言尋其邪由及在腠理以時治之罕有不愈者患人忍之數日乃說邪氣入藏則難為制

凡作湯藥不可避晨夕覺病須臾即宜便治不等早晚則易愈矣如或差遲病即傳變雖欲除治必難為力服藥不如方法縱意違師不須治之

凡傷寒之病多從風寒得之始表中風寒入裏則不消矣未有溫覆而當不消散者不在證治擬欲攻之猶當先解表乃可下之若表未解而內不消非大滿猶有寒熱則不可下若表已解而內不消

大滿大實腹堅中有燥屎自可下之雖四五日數下之不能爲禍也若不宜下而便攻之則內虛熱入協熱遂利煩躁諸變不可勝數輕者因篤重者必死矣

夫陽盛陰虛汗之則死下之則愈陽虛陰盛汗之則愈下之則死如是則神丹安可以誤發甘遂何可以妄攻虛盛之治相背千里吉凶之機應若影響豈容易哉況桂枝下咽陽盛即斃承氣入胃陰盛以亡死生之要在乎須臾視身之盡不暇計日此陰陽虛實之交錯其候至微發汗吐下之相反

其禍至速而醫術淺狹懵然不知病源為治乃誤使病者殞歿自謂其分至令寃魂塞於冥路死屍盈於曠野仁者鑒此豈不痛歟

凡兩感病俱作治有先後發表攻裏本自不同而執迷用意者乃云神丹甘遂合而飲之且解其表又除其裏言巧似是其理實違夫智者之舉錯也常審以慎愚者之動作也必果而速安危之辨豈可詭哉世上之士但務彼翕習之榮而莫見此傾危之敗惟明者居然能護其本近取諸身夫何遠焉

凡發汗溫煖湯藥其方雖言日三服若病劇不解當促其間可半日中盡三服若與病相阻即便有所覺病重者一日一夜當晬時觀之如服一劑病證猶在故當復作本湯服之至有不能汗出服三劑乃解若汗不出者死病也

凡得時氣病至五六日而渴欲飲水飲不能多不當與也何者以腹中熱尚少不能消之便更與人作病也至七八日大渴欲飲水者猶當依證而與之與之時常令不足勿極意也言能飲一斗與五升若飲而腹滿小便不利若喘若噦不可與之也

忽然大汗出是為自愈也
凡得病反能飲水此為欲愈之病其不曉病者但
聞病欲飲水者自愈小渴者乃强與飲之因成其
禍不可復救也
凡得病厥脈動數服湯更遲脈浮大減小初躁後
靜此皆愈證也
凡治温病可刺五十九穴又身之穴三百六十有
五其三十穴灸之有害七十九穴刺之為災幷中
髓也
脈四損三日死平人一息病人脈一至名曰四損

脈五損一日死平人二息病人脈一至名曰五損
脈六損一時死平人三息病人脈一至名曰六損
四損經氣絶五損府氣絶六損藏氣絶真氣不行
於經曰經氣絶不行於府曰府氣絶不行於藏曰
藏氣絶經氣絶則四肢不舉府氣絶則不省人事
藏氣絶則一身盡冷

脈盛身寒得之傷寒脈虛身熱得之傷暑脈陰陽
俱盛大汗出下之不解者死脈陰陽俱虛熱不止
者死脈至乍數乍疏者死脈至如轉索按之不易
其日死讝言妄語身微熱脈浮大手足溫者生逆

冷脈沉細者不過一日死矣此以前是傷寒熱病證候也

脈濡而弱弱反在關濡反在巔微反在上濇反在下微則陽氣不足濇則無血陽氣反微中風汗出而反躁煩濇則無血厥而且寒陽厥發汗躁不得眠陽微則不可下下之則心下痞鞕

動氣在右不可發汗發汗則衄而渴心苦煩飲水即吐

動氣在左不可發汗發汗則頭眩汗不止則筋惕肉瞤

動氣在上不可發汗發汗則氣上衝止於心下
動氣在下不可發汗發汗則無汗可發心中大煩
骨節疼痛目眩惡寒食則吐穀氣不得前
咽中閉塞不可發汗發汗則吐血氣微欲絶手足
厥冷欲得踡卧不能自温
諸脉得數動微弱者不可發汗發汗則大便難腹
中乾胃燥而煩其形相象根本異源
脉微而弱弱反在關濡反在巔弦反在上微反在
下弦爲陽運微爲陰寒上實下虚意欲得温微弦
爲虚不可發汗發汗則寒慄不能自還

欬而發汗其欬必劇數吐涎沫咽中必乾小便不利心中飢煩晬時而發其形似瘧有寒無熱虛而寒慄蹉而苦滿腹中復堅命將難全

厥逆脈緊不可發汗發汗則聲亂咽嘶舌萎聲不得前

諸逆發汗病微者難差劇者必死

凡發汗欲令徧身漐漐微似汗不可令如水流漓若病不解當重發汗若汗多者不得重發汗亡陽故也

凡服湯發汗中病便止不必盡劑

諸四逆厥者不可吐之虛家亦然

凡病胸上諸實胸中鬱鬱而痛不能食欲使人按之而反有涎唾下利十餘行其脈反濇寸口脈微滑此可吐之吐之利則止

宿食在上脘者當吐之

動氣在右不可下之下之則津液内竭咽燥鼻乾頭眩心悸也

動氣在左不可下之下之則腹内拘急食飲不下動氣更劇雖有身熱卧則欲蜷

動氣在上不可下之下之則掌中熱煩身上浮冷

熱汗自泄欲得水自灌

動氣在下不可下之下之則腹脹滿卒起頭眩食

則下利清穀心下痞

咽中閉塞不可下之下之則上輕下重水漿不得

下卧則欲蜷身急痛下利日數十行

諸外實者不可下之下之則發微熱若亡脈厥者

當齊握熱

諸虛者不可下之下之則大渴求水者易愈惡水

者劇

脈濡而弱弱反在關濡反在巔弦反在上微反在

下弦為陽運微為陰寒上實下虛意欲得溫微弦為虛虛者不可下也微弦為欬欬則吐涎下之則欬止而利因不休利不休則胸中如蟲齧粥入則出小便不利兩脇拘急喘息為難頸背相引臂則不仁極寒反汗出身冷若冰眼睛不慧語言不休而穀氣多入此為除中口雖欲言舌不得前

脈濡而弱弱反在關濡反在巔浮反在上數反在下浮為陽虛數為無血浮為虛數生熱浮為虛自汗出而惡寒振而寒慄微弱在關胸下為急喘汗而不得呼吸數為痛呼吸之中痛在於脇振寒相

搏形如瘧狀醫反下之故令脈數發熱狂走見鬼
心下為痞小便淋漓少腹甚鞕小便尿血也
脈濡而緊濡則衛氣微緊則榮中寒陽微衛中風
發熱而惡寒榮緊胃氣冷微嘔心內煩醫謂有大
熱解肌而發汗亡陽虛煩躁心下苦痞堅表裏俱
虛竭卒起而頭眩客熱在皮膚悵怏不得眠不知
胃氣冷緊寒在關元技巧無所施汲水灌其身客
熱應時　罷慄慄而振寒重被而覆之汗出而冒
巔體惕而又振小便為微難寒氣因水發清穀不
容間嘔變反腸出顛倒不得安手足為微逆身冷

而內煩遲欲從後救安可復追還

脈浮而緊浮則為風緊則為寒風則傷衛寒則傷榮榮衛俱病骨節煩疼當發其汗而不可下也

脈浮而大心下反鞕有熱屬藏者攻之不令發汗屬府者不令溲數溲數則大便鞕汗多則熱甚脈遲者尚未可攻也

傷寒脈陰陽俱緊惡寒發熱則脈欲厥厥者脈初來大漸漸小更來漸大是其候也如此者惡寒甚者翕翕汗出喉中痛若熱多者目赤脈多睛不慧醫復發之咽中則傷若復下之則兩目閉寒多便

清穀熱多便膿血若熏之則身發黃若熨之則咽燥若小便利者可救之若小便難者危殆也

傷寒發熱口中勃勃氣出頭痛目黃衄不可制陰陽俱虛貪水者必嘔惡水者厥若下之則咽中生瘡假令手足温者必下重便膿血頭痛目黃者下之則目閉貪水者下之則脈厥其聲嚶嚶咽喉塞汗之則戰慄惡水者下之則裏冷不嗜食大便完穀出汗之則口中傷舌上白胎煩躁脈反數不大便六七日後必便血小便不利也

凡服下湯得利便止不必盡劑

此以前是汗吐下三法之大要也若能於此例之外更神而明之斯道其庶幾乎

雜病例

問曰上工治未病何也師曰夫治未病者見肝之病知肝傳脾當先實脾四季脾旺不受邪即勿補之中工不曉相傳見肝之病不解實脾惟治肝也夫肝之病補用酸助用焦苦益用甘味之藥調之酸入肝焦苦入心甘入脾脾能傷腎腎氣微弱則水不行水不行則心火氣盛心火氣盛則傷肺肺被傷則金氣不行金氣不行則肝氣盛肝必自愈

此治肝補脾之要妙也肝虛則用此法實則不可用之經曰勿虛虛勿實實補不足損有餘是其義也餘藏準此

夫人稟五常因風氣而生長風氣雖能生萬物亦能害萬物如水能浮舟亦能覆舟若五藏元真通暢人即安和客氣邪風中人多死千般疢難不越三條一者經絡受邪入於藏府為內所因也二者四肢九竅血脈相傳壅塞不通為外皮膚所中也三者房室金刃蟲獸所傷以此詳之病由多盡若人能養慎不令邪風干忤經絡適中經絡未流傳

藏府即醫治之四肢纔覺重滯即導引吐納鍼灸
膏摩勿令九竅閉塞更能無犯王法禽獸災傷房
室勿令竭乏服食節其冷熱苦酸辛甘不遺形體
有衰病則無由入其腠理腠者是三焦通會元真
之處為血氣所注理者是皮膚藏府之文理也
問曰病人有氣色見於面部願聞其說師曰鼻頭
色青腹中痛苦冷者死鼻頭色微黑者有水氣色
黃者胸上有寒色白者亡血也設微赤非時者死
其目正圓者痓不治又色青為痛色黑為勞色赤
為風色黃者便難色鮮明者有留飲

師曰語聲寂寂然喜驚呼者骨節間病語聲喑喑然不徹者心膈間病語聲啾啾然細而長者頭中病

師曰息搖肩者心中堅息引胸中上氣者欬息張口短氣者肺痿唾沫

師曰吸而微數者其病在中焦實也下之則愈虛者不治在上焦者其吸促在下焦者其吸遠此皆難治呼吸動搖振振者不可治也

師曰寸口脈動者因其王時而動假令肝王色青四時皆隨其色肝色青而反色白非其時色脈皆

當病

問曰有未至而至有至而不至有至而不去有至而太過何謂也師曰冬至之後甲子夜半少陽起少陽之時陽始生天得温和以未得甲子天因温和此未至而至也以得甲子而天猶未温和為至而不至也以得甲子而天大寒不解此為至而不去也以得甲子而天温如盛夏五六月時此為至而太過也

問曰經云厥陽獨行何謂也師曰此為有陽無陰故稱厥陽

問曰寸脈沉大而滑沉則為實滑則為氣實氣相搏血氣入藏即死入府即愈此為卒厥何謂也師曰脣口青身冷為入藏即死如身和汗自出為入府即愈

問曰脈脫入藏即死入府即愈何謂也師曰非為一病百病皆然譬如浸淫瘡從口起流向四肢者可治從四肢流來入口者不可治病在外者可治入裏者即死

問曰陽病十八何謂也師曰頭痛項腰脊臂脚掣痛陰病十八何謂也師曰欬上氣喘噦咽痛腸鳴

脹滿心痛拘急五藏病各有十八合為九十病六府病各有十八合為一百八病五勞七傷六極婦人三十六病不在其中清邪居上濁邪居下大邪中表小邪中裏槃飪之邪從口入者宿食也

問曰病有急當救裏救表者何謂也師曰病醫下之續得下利清穀不止身體疼痛者急當救裏後身疼痛清便自調者急當救表也

夫病痼疾加以卒病當先治其卒病後乃治其痼疾也

師曰五藏病各有所得者愈五藏病各有所惡各

隨其所不喜為病如病者素不喜食而反暴思之必發熱也

夫病在諸藏欲攻當隨其所得而攻之如渴者與豬苓湯餘倣此

夫病者手足寒上氣脚縮此六府之氣絕於外也下利不禁手足不仁者此五藏之氣絕於內也內外氣絕者死不治

師曰熱在上焦者因欬為肺痿熱在中焦者為腹堅熱在下焦者則尿血或為淋閟不通大腸有寒者多鶩溏有熱者便腸垢小腸有寒者其人下重

膿血有熱者必痔

問曰三焦竭何謂也師曰上焦受中焦之氣中焦未和不能消穀故上焦竭者必善噫下焦承中焦之氣中焦未和穀氣不行故下焦竭者必遺溺失便

問曰病有積有聚有穀氣何謂也師曰積者藏病也終不移處聚者府病也發作有時轉展移痛穀氣者脅下痛按之則愈愈而復發為穀氣　諸積之脈沉細附骨在寸口積在胸中微出寸口積在喉中在關者積在臍旁上關上積在心下微下關

積在少腹尺中積在氣衝脈出左積在左脈出右積在右脈左右俱出積在中央各以其部處之

傷寒雜病論卷四

漢長沙太守南陽張機仲景述

長安黃維翰竹齋校

温病脈證并治

温病有三曰春温曰秋温曰冬温此皆發於伏氣夏則病暑而不病温

冬傷於寒其氣伏於少陰至春發為温病名曰春温

夏傷於溼其氣伏於太陰至秋燥乃大行發為温病名曰秋温

氣不當至而至初冬乃大寒燥以內收其氣伏於厥陰冬至後天應寒而反溫發爲溫病名曰冬溫春秋病溫此其常冬時病溫此其變冬時應寒而反大溫此非其時而蓄其氣及時不病至春乃發名曰大溫此由冬不藏精氣失其正春時陽氣外發二氣相搏爲病則重醫又不曉病源爲治乃誤屍氣流傳遂以成疫

病春溫其氣在上頭痛咽乾發熱目眩甚則讝語脈弦而急小柴胡加黃連牡丹湯主之

小柴胡加黃連牡丹湯方

柴胡半斤 黄芩三兩 人參三兩 栝樓根四兩

黄連三兩 牡丹皮四兩 甘草三兩炙 生薑三兩

大棗十二枚擘

右九味以水一斗二升煮取三升去滓温服一升日三服

病秋温其氣在中發熱口渴腹中熱痛下利便膿血脈大而短濇地黄知母黄連阿膠湯主之不便膿血者白虎湯主之

地黄知母黄連阿膠湯方

地黄八兩 知母四兩 黄連三兩 阿膠二兩

右四味以水一斗先煮三味取三升去滓内膠烊消温服一升日三服

白虎湯方見太陽病上

病冬温其氣在下發熱腹痛引少腹夜半咽中乾痛脈沉實時而大數石膏黄連黄芩甘草湯主之不大便六七日者大黄黄芩地黄牡丹湯主之

石膏黄連黄芩甘草湯方

石膏半斤碎綿裹　黄連三兩　黄芩四兩　甘草二兩

右四味以水一斗煮取三升温服一升日三服

大黄黄芩地黄牡丹湯方

大黃四兩 黃芩三兩 地黃四兩 牡丹皮三兩

右四味以水一斗二升煮取二升去滓分温二服大便利止後服

病温頭痛面赤發熱手足拘急脈浮弦而數名曰風温黃連黃芩梔子牡丹芍藥湯主之

黃連黃芩梔子牡丹芍藥湯方

黃連三兩 黃芩三兩 梔子十四枚擘 牡丹三兩

芍藥三兩

右五味以水六升煮取三升去滓温服一升日三服

病温其人素有溼發熱脣焦下利腹中熱痛脹大而數名曰溼温豬苓加黃連牡丹湯主之

豬苓加黃連牡丹湯方

豬苓一兩　茯苓一兩　阿膠一兩　澤瀉一兩

滑石一兩　黃連一兩　牡丹一兩

右七味以水四升先煮六味取二升去滓內膠烊消分温再服

病温舌赤咽乾心中煩熱脹急數上寸口者温邪干心也黃連黃芩阿膠甘草湯主之

黃連黃芩阿膠甘草湯方

黃連一兩　黃芩一兩　阿膠一兩　甘草一兩

右四味以水一斗先煮三味取四升去滓內膠烊消分溫三服

病溫口渴欬嗽不止脈浮而數大此溫邪乘肺也黃芩石膏杏子甘草湯主之

黃芩石膏杏子甘草湯方

黃芩三兩　石膏半斤碎　杏仁十四枚去皮尖　甘草一兩炙

右四味以水五升煮取三升去滓溫服一升日三服

病溫發熱腰以下有水氣甚則少腹熱痛小便赤

數脈急而數下尺中者此溫邪移腎也地黃黃檗秦皮茯苓澤瀉湯主之

地黃黃檗秦皮茯苓澤瀉湯方

地黃六兩 黃檗三兩 秦皮二兩 茯苓三兩 澤瀉一兩

右五味以水八升煮取三升去滓溫服一升日三服

病大溫發熱頭暈目眩齒枯脣焦讝語不省人事面色乍青乍赤脈急大而數者大黃香蒲湯主之若喉閉難下咽者鍼少商令出血若脈乍疏乍數

目內陷者死

大黃香蒲湯方

大黃四兩　香蒲一兩　黃連三兩　地黃半斤

牡丹皮六兩

右五味以水一斗煮取六升去滓温服二升日三服

温病下之大便溏當自愈若下之利不止者必腹滿宜茯苓白朮甘草湯

茯苓白朮甘草湯方

茯苓四兩　白朮三兩　甘草一兩炙

右三味以水八升煮取三升去滓温服一升日三服

風温者因其人素有熱更傷於風而為病也脈浮弦而數若頭不痛者桂枝去桂加黄芩牡丹湯主之若伏氣病温誤發其汗則大熱煩寃脣焦目赤或衄或吐耳聾脈大而數者宜白虎湯大實者宜承氣輩若至十餘日則入於裏宜黄連阿膠湯何以知其入裏以脈沉而數心煩不卧故知之也

桂枝去桂加黄芩牡丹湯方

芍藥三兩　甘草二兩炙　生薑三兩切　大棗十二枚擘

黄芩三兩牡丹皮三兩
右六味以水八升煮取三升去滓温服一升日三服
黄連阿膠湯方見少陰病
病温治不得法留久移於三焦其在上焦則舌蹇神昏宜梔子湯其在中焦則腹痛而利利後復痛脣口乾燥宜白虎加地黄湯其在下焦從腰以下熱齒黑咽乾宜百合地黄牡丹半夏茯苓湯
梔子湯方
梔子十六枚擘黄芩三兩半夏半斤甘草二兩

右四味以水四升先煮梔子取二升半去滓內
三味煮取一升去滓分溫再服

白虎加地黃湯方

即白虎湯加地黃六兩

百合地黃牡丹半夏茯苓湯方

百合七枚擘　地黃汁一升　牡丹皮六兩　半夏一升
茯苓四兩

右五味先以水洗百合漬一宿當白沫出去其
水別以水二升煮取一升去滓別以泉水四升
煮三味取二升去滓內地黃汁與百合汁更上

火令沸温服一升日三服

傷寒雜病論卷五

漢長沙太守南陽張機仲景述
長安黃維翰竹齋校

傷暑病脈證并治

傷暑肺先受之肺爲氣府暑傷元氣寸口脈弱口渴汗出神昏氣短竹葉石膏湯主之

竹葉石膏湯方

竹葉兩把 粳米半升 半夏半斤洗 石膏一斤
人參三兩 麥門冬一升 甘草二兩炙

右七味以水一斗先煮六味取六升去滓內粳

米煮取米熟湯成溫服一升日三服

傷暑發熱汗出口渴脈浮而大名曰中暍白虎加人參黃連阿膠湯主之

白虎加人參黃連阿膠湯方

知母六兩　石膏一斤碎綿裹　甘草二兩炙　粳米六合

人參三兩　黃連三兩　阿膠二兩

右七味以水一斗先煮六味米熟湯成去滓內膠烊消溫服一升日三服

傷暑汗出已發熱煩躁聲嘶脈反浮數者此爲肺液傷百合地黃加牡蠣湯主之

百合地黄加牡蠣湯方

百合七枚　地黄汁一升　牡蠣二兩

右三味，先以水洗百合，漬一宿，當白沫出，去其水，另以泉水二升，煮二味，取一升，去滓，内地黄汁，煮取一升五合，分温再服。

傷暑心下有水氣，汗出欬嗽，渴欲飲水，水入則吐，脈弱而滑，栝樓茯苓湯主之。

栝樓茯苓湯方

栝樓大者一枚，共皮子搗　茯苓三兩　半夏三兩，洗　黄連二兩　甘草一兩，炙

右五味以水五升煮取二升温服一升日再服

傷暑發熱無汗水行皮中故也脈必浮而滑先以熱水灌之令汗出後以竹茹半夏湯與之

竹茹半夏湯方

竹茹二兩　栝樓根二兩　茯苓三兩　半夏半升

右四味以水五升煮取三升分温三服

太陽中熱者暍是也其人汗出惡寒身熱而渴白虎加人參湯主之

白虎加人參湯方見太陽病

太陽中暍身熱疼重而脈微弱者以夏月傷冷水

水行皮中所致也，豬苓加人參湯主之，一物瓜蔕湯亦主之
豬苓加人參湯方
豬苓一兩　茯苓一兩　滑石一兩　澤瀉一兩　阿膠一兩　人參三兩
右六味，以水四升，先煮五味，取二升，內阿膠烊消，溫服七合，日三服。
一物瓜蔕湯方
瓜蔕二十箇
右剉，以水一升，煮取五合，去滓，頓服

凡病暑者當汗出，不汗出者必發熱，發熱者必不汗出也，不可發汗。發汗則發熱煩躁，失聲，此為肺液枯，息高氣賁者，不治。

傷暑夜卧不安，煩躁譫語，舌赤脈數，此為暑邪干心也，黃連半夏石膏甘草湯主之。

黃連半夏石膏甘草湯方

黃連三兩　半夏半升　石膏一斤，碎，綿裹　甘草二兩，炙

右四味，以水五升，煮取三升，去滓，溫服一升，日三服。

太陽中暍，發熱惡寒，身重疼痛，其脈弦細芤遲，小

便已灑灑然毛聳手足厥冷小有勞身即熱口開前板齒燥若發汗則惡寒甚。加溫鍼則發熱甚。數下之則淋甚。白虎加桂枝人參芍藥湯主之。

白虎加桂枝人參芍藥湯方

知母六兩　石膏一斤碎綿裹　甘草二兩炙　粳米六合

桂枝一兩　人參三兩　芍藥二兩

右七味，以水一斗，煮米熟湯成，溫服一升，日三服。

傷暑脈弱，口渴，大汗出，頭暈者，人參石膏湯主之。

人參石膏湯方

人參三兩　石膏一斤碎綿裹　竹葉一把　黄連一兩

半夏半升洗

右五味，以水六升，煮取三升，去滓，温服一升，日三服。

傷暑者，頭不痛。頭痛者，風也；頭重者，溼也。

熱病脉證并治

熱之爲病，有外至，有内生。外至可移，内有定處。不循經序，舍於所合，與温相似，根本異源。傳經化熱，伏氣變温，醫多不曉，認爲一體，如此殺人，莫可窮極。爲子條記，傳與後賢。

熱病面赤口爛心中痛欲嘔脈洪而數此熱邪干心也黃連黃芩瀉心湯主之

黃連黃芩瀉心湯方

黃連三兩 黃芩二兩

右二味以水二升煮取一升分温再服

熱病身熱左脇痛甚則狂言亂語脈弦而數此熱邪乘肝也黃連黃芩半夏豬膽汁湯主之

黃連黃芩半夏豬膽汁湯方

黃連二兩 黃芩三兩 半夏一升 豬膽大者一枚取汁

右四味以水六升先煮三物取三升去滓內膽

汁和合令相得分温再服

熱病腹中痛不可按體重不能俯仰大便難脈數而大此熱邪乘脾也大黄厚朴甘草湯主之

大黄厚朴甘草湯方

大黄四兩　厚朴六兩　甘草三兩

右三味以水五升煮取二升温服一升得大便利勿再服

熱病口渴喘嗽痛引胸中不得太息脈短而數此熱邪乘肺也黄連石膏半夏甘草湯主之

黄連石膏半夏甘草湯方

黃連一兩　石膏一斤綿裹　半夏半升洗　甘草三兩

右四味以水六升煑取三升去滓溫服一升日三服

熱病咽中乾腰痛足下熱脈沉而數此熱邪移腎也地黃黃蘗黃連半夏湯主之

地黃黃蘗黃連半夏湯方

地黃半斤　黃蘗六兩　黃連三兩　半夏一升洗

右四味以水八升煑取三升去滓溫服一升日三服

痙病脈證幷治

溼氣為病內外上下四處流行隨邪變化各具病形按法診治勿失紀綱

溼氣在上中於霧露頭痛項强兩額疼痛脈浮而濇黃耆桂枝茯苓細辛湯主之

黃耆桂枝茯苓細辛湯方

黃耆三兩　桂枝二兩　茯苓三兩　細辛一兩

右四味以水五升煮取三升去滓温服一升日三服

溼氣在下中於冷水從腰以下重兩足腫脹沉而濇桂枝茯苓白朮細辛湯主之

桂枝茯苓白朮細辛湯方

桂枝三兩 茯苓四兩 白朮三兩 細辛二兩

右四味以水六升煮取二升去滓温服一升日再服

溼氣在外因風相搏流於經絡骨節煩疼卧不欲食脈浮緩按之濇桂枝湯微發其汗令風溼俱去若惡寒身體疼痛四肢不仁脈浮而細緊此爲寒氣并桂枝麻黄各半湯主之

桂枝湯方見太陽病上

桂枝麻黄各半湯方見太陽病上

溼氣在內與脾相搏發為中滿胃寒相將變為泄瀉中滿宜白朮茯苓厚朴湯泄瀉宜理中湯若上干肺發為肺寒宜小青龍湯下移腎發為淋瀝宜五苓散流於肌肉發為黃腫宜麻黃茯苓湯若流於經絡與熱氣相乘則發癰膿脾胃素寒與溼久留發為水飲與燥相搏發為痰飲治屬飲家

白朮茯苓厚朴湯方

白朮三兩　茯苓四兩　厚朴二兩，去皮，炙

右三味以水五升煮取一升五合去滓分温再服

麻黄茯苓湯方

麻黄二兩去節 茯苓三兩 白朮三兩 防己一兩

赤小豆一升

右五味以水七升先煮麻黄再沸去上沫内諸藥煮取三升去滓温服一升日三服

理中湯方見霍亂病

小青龍湯方見太陽病中

五苓散方見太陽病中

太陽病關節疼痛而煩脉沉而細者此名溼痹溼痹之候其人小便不利大便反快但當利其小便

溼家之為病一身盡疼發熱身色如熏黃

溼家其人但頭汗出背强欲得被覆向火若下之早則噦胸滿小便不利舌上滑苔者以丹田有熱胸中有寒渴欲得水而不能飲口燥煩也

溼家下之額上汗出微喘小便利者死若下利不止者亦死

問曰風溼相搏一身盡疼法當汗出而解值天陰雨不止醫云此可發汗汗之病不愈者何也師曰發其汗汗大出者但風氣去溼氣在是故不愈也若治風溼者發其汗但微微似欲出汗者風溼俱

去也

溼家病身上疼痛發熱面黃而喘頭痛鼻塞而煩其脹大自能飲食腹中和無病病在頭中寒溼故鼻塞内藥鼻中則愈

鼻塞方

蒲灰　細辛　皁莢　麻黄

右四味等分為末調和内鼻中少許嚏則愈

溼家身煩疼可與麻黄加朮湯發其汗為宜愼不可以火攻之

麻黄加朮湯方

麻黃三兩去節　桂枝二兩去皮　甘草一兩炙　白朮四兩

杏仁七十箇去皮尖

右五味以水九升先煮麻黃減二升去上沫内諸藥煮取二升半去滓溫服八合覆取微汗不得汗再服得汗停後服

病者一身盡疼發熱日晡所劇者此名風溼此病傷於汗出當風或久傷取冷所致也可與麻黃杏仁薏苡甘草湯

麻黃杏仁薏苡甘草湯

麻黃半兩　杏仁十枚去皮尖　薏苡半兩　甘草一兩炙

右四味剉麻豆大每服四錢匕水一升半煎取八分去滓溫服有微汗避風

風溼脈浮身重汗出惡風者防己黄耆湯主之

防己黄耆湯方

防己一兩　甘草半兩炙　白朮十八銖　黄耆一兩

右四味剉如麻豆大每抄五錢匕生薑一分切大棗一枚擘水一升半煎八分去滓溫服　喘者加麻黄半兩胃中不和者加芍藥三分氣上衝者加桂枝三分下有陳寒者加細辛三分服後當如蟲行皮中從腰下如冰後坐被上又以一被

繞腰下溫令有微汗差

傷寒八九日風溼相搏不能自轉側不嘔不渴脈浮虛而濇者桂枝附子湯主之若大便堅小便自利者白朮附子湯主之

桂枝附子湯方

桂枝四兩去皮　附子二枚炮　甘草二兩炙　生薑三兩切

大棗十二枚擘

右五味以水六升煮取二升去滓分溫三服

白朮附子湯方

白朮一兩　附子一枚炮　甘草二兩炙　生薑一兩半

大棗六枚
右五味以水三升煮取一升去滓分溫三服一
覺身痹半日後再服三服都盡其人如冒狀勿
怪即朮附並走皮中逐水氣未得除耳
風溼相搏骨節疼煩掣痛不得屈伸近之則痛劇
汗出短氣小便不利惡風不欲去衣或身微腫者
甘草附子湯主之
甘草附子湯方
甘草二兩炙　附子二枚炮去皮　白朮二兩　桂枝四兩
右四味以水六升煮取三升去滓溫服一升日

三服初服得微汗則解能食汗出復煩者服五合恐一升多者服六七合為佳

傷燥脈證并治

傷燥肺先受之出則大腸受之移傳五藏病各異形分別診治消息脈經

燥病口渴咽乾喘欬胸滿痛甚則唾血脈浮短而急此燥邪干肺也柏葉石膏杏子甘草湯主之若移於大腸必大便難口渴欲飲熱脈急大在下者麻仁白蜜煎主之

柏葉石膏杏子甘草湯方

柏葉三兩　石膏半斤　杏仁二十枚去皮尖　甘草二兩

右四味以水五升煮取三升去滓溫服一升日三服

麻仁白蜜煎方

麻仁一升　白蜜六合

右二味以水四升先煮麻仁取一升五合去滓內蜜微沸和合令小冷頓服之

燥病口爛熱氣上逆胸中痛脹大而濇此燥邪乘心也梔子連翹甘草栝樓湯主之

梔子連翹甘草栝樓湯方

梔子十四枚擘　連翹二兩　甘草二兩　栝樓根四兩

右四味，以水七升，煮取三升，去滓，温服一升，日三服。

燥病，目赤口苦，咽乾脇下痛，脈弦而數，此燥邪乘肝也，黄芩牡丹栝樓半夏枳實湯主之。

黄芩牡丹栝樓半夏枳實湯方

黄芩三兩　牡丹皮二兩　半夏半升洗　枳實二兩

栝樓實大者一枚搗

右五味，以水五升，煮取三升，去滓，温服一升，日三服。

燥病色黃腹中痛不可按大便難脈數而滑此燥邪乘脾也白虎湯主之

燥病咽乾喉痛少腹急痛小便赤脈沉而急此燥邪移腎也地黃黃蘗茯苓栝樓湯主之

地黃黃蘗茯苓栝樓湯方

地黃六兩　黃蘗　茯苓各三兩　栝樓根四兩

右四味以水六升煮取三升去滓溫服一升日三服

傷風脈證并治

風為百病之長中於面則下陽明甚則入脾中於

項則下太陽甚則入腎中於側則下少陽甚則入肝病變不一慎毋失焉

風病頭痛多汗惡風脇下痛不可轉側脈浮弦而數此風邪干肝也小柴胡湯主之若流於府則口苦嘔逆善太息柴胡枳實芍藥甘草湯主之

小柴胡湯方見太陽病中

柴胡枳實芍藥甘草湯方

柴胡八兩　芍藥三兩　枳實四枚，炙　甘草三兩，炙

右四味以水一斗煮取六升去滓再煎取三升溫服一升日三服

風病胸中痛脇支滿膺背肩胛間痛嗌乾薑噫咽腫喉痹脹浮洪而數此風邪乘心也黃連黃芩麥冬桔梗甘草湯主之

黃連黃芩麥冬桔梗甘草湯方

黃連一兩半　黃芩三兩　麥門冬二兩　桔梗三兩

甘草二兩炙

右五味以水六升煮取三升去滓溫服一升日三服

風病四肢懈惰體重不能勝衣脇下痛引肩背脹浮而弦濇此風邪乘脾也桂枝去桂加茯苓白朮

湯主之若流於府則腹滿而脹不嗜食枳實厚朴白朮甘草湯主之

桂枝去桂加茯苓白朮湯方見太陽病上

枳實厚朴白朮甘草湯方

枳實四枚炙　厚朴二兩去皮炙　白朮三兩　甘草一兩炙

右四味以水六升煮取三升去滓溫服一升日三服

風病欬而喘息有音甚則唾血嗌乾肩背痛脹浮弦而數此風邪乘肺也桔梗甘草枳實芍藥湯主之若流於大腸則大便燥結或下血桔梗甘草枳

實芍藥加地黄牡丹湯主之

桔梗甘草枳實芍藥湯方

桔梗三兩 甘草二兩 枳實四枚 芍藥三兩

右四味以水六升煮取三升去滓温服一升日三服

桔梗甘草枳實芍藥地黄牡丹湯方

桔梗三兩 甘草二兩 枳實四枚 芍藥三兩

地黄三兩 牡丹皮二兩

右六味以水六升煮取三升去滓温服一升日三服

風病面目浮腫脊痛不能正立隱曲不利甚則骨痿脈沉而弦此風邪乘腎也柴胡桂枝湯主之

柴胡桂枝湯方見太陽病下

寒病脈證并治

寒之為病腎先受之其客於五藏之間脈引而痛若客於八虛之室則惡血住留積久不去變而成著可不慎歟

寒病骨痛陰痹腹脹腰痛大便難肩背頸項引痛脈沉而遲此寒邪干腎也桂枝加葛根湯主之其著也則兩膕痛甘草乾薑茯苓白朮湯主之

桂枝加葛根湯方見太陽病上

甘草乾薑茯苓白朮湯方

甘草二兩炙　乾薑四兩　茯苓四兩　白朮二兩

右四味以水五升煮取三升去滓温服一升日三服

寒病兩脇中痛寒中行善掣節逆則頭痛耳聾脈弦而沉遲此寒邪乘肝也小柴胡湯主之其著也則兩腋急痛不能轉側柴胡黃芩芍藥半夏甘草湯主之

柴胡黃芩芍藥半夏甘草湯方

柴胡四兩　黄芩三兩　芍藥二兩　甘草二兩炙

半夏二兩

右五味，以水五升，煮取三升，去滓，分温三服。

寒病，胸脇支滿，膺背肩胛間痛，甚則喜悲，時發眩仆而不知人，此寒邪乘心也，通脈四逆湯主之；其著也，則肘外痛，臂不能伸，甘草瀉心湯主之。

通脈四逆湯方見少陰病

甘草瀉心湯方見太陽病下

寒病，腹滿腸鳴，食不化，飧泄，甚則足痿不收，脈遲而濇，此寒邪乘脾也，理中湯主之；其著也，則髀樞

强痛不能屈伸枳實白朮茯苓甘草湯主之

理中湯方見霍亂病

枳實白朮茯苓甘草湯方

枳實四枚 白朮三兩 茯苓三兩 甘草一兩炙

右四味以水六升煮取三升分温三服

寒病喘欬少氣不能報息口唾涎沫耳聾嗌乾此寒邪乘肺也故其脹況而遲甘草乾薑湯主之其著也則肘内痛轉側不便枳實橘皮桔梗半夏生薑甘草湯主之

甘草乾薑湯方見太陽病上

枳實橘皮桔梗半夏生薑甘草湯方

枳實四枚　橘皮二兩　桔梗三兩　半夏半升

生薑三兩切　甘草二兩炙

右六味以水八升煮取三升去滓溫服一升日

三服

傷寒雜病論卷六

漢長沙太守南陽張機仲景述

長安黃維翰竹齋校

辨太陽病脈證并治上

太陽之為病脈浮頭項強痛而惡寒

太陽病發熱汗出惡風脈緩者名為中風

太陽病或已發熱或未發熱必惡寒體痛嘔逆脈陰陽俱緊者名曰傷寒

傷寒一日太陽受之脈若靜者為不傳頗欲吐若躁煩脈數急者此為傳也

傷寒二三日陽明少陽證不見者此為不傳也

太陽病發熱而渴不惡寒者為温病若發汗已身灼熱者名風温風温為病脈陰陽俱浮自汗出身重多眠睡鼻息必鼾語言難出若被下者小便不利直視失溲若被火者微發黄色劇則如驚癇時瘛瘲若火熏之一逆尚引日再逆促命期

病有發熱惡寒者發於陽也無熱惡寒者發於陰也發於陽七日愈發於陰六日愈以陽數七陰數六故也

太陽病頭痛至七日以上自愈者以行其經盡故

也若欲作再經者鍼足陽明使經不傳則愈

太陽病欲解時從巳至未上

風家表解而不了了者十二日愈

病人身大熱反欲得衣者熱在皮膚寒在骨髓也

病人身大寒反不欲近衣者寒在皮膚熱在骨髓也

太陽中風陽浮而陰弱陽浮者熱自發陰弱者汗自出嗇嗇惡寒淅淅惡風翕翕發熱鼻鳴乾嘔者

桂枝湯主之

桂枝湯方

桂枝三兩去皮　芍藥三兩　甘草二兩炙　生薑三兩切

大棗十二枚擘

右五味，㕮咀，以水七升，微火煮取三升，去滓，適寒溫，服一升。服已須臾，歠熱稀粥一升餘，以助藥力，溫覆令一時許，徧身漐漐，微似有汗者益佳，不可令如水流漓，病必不除。若一服汗出病差，停後服，不必盡劑。若不汗，更服依前法。又不汗，後服小促其間，半日許，令三服盡。若病重者，一日一夜服，周時觀之。服一劑盡，病證猶在者，更作服。若汗不出，乃服至二三劑。禁生冷、粘滑

肉麵五辛酒酪臭惡等物

太陽病頭痛發熱汗出惡風桂枝湯主之

太陽病項背强几几及汗出惡風者桂枝加葛根湯主之

桂枝加葛根湯方

葛根四兩　芍藥二兩　桂枝二兩去皮　甘草二兩炙

生薑三兩切　大棗十二枚擘

右六味以水一斗先煮葛根減二升去上沫内諸藥煮取二升去滓温服一升覆取微似汗不須啜粥餘如桂枝法將息及禁忌

太陽病下之後其氣上衝者可與桂枝湯方用前法若不上衝者不可與之

太陽病三日已發汗若吐若下若温鍼仍不解者此為壞病桂枝湯不可與也觀其脈證知犯何逆隨證治之

桂枝湯本為解肌若其人脈浮緊發熱汗不出者不可與也常須識此勿令誤也若酒客病亦不可與桂枝湯得之必嘔以酒客不喜甘故也

喘家作桂枝湯加厚朴杏子與之佳

凡服桂枝湯吐者其後必吐膿血也

太陽病發汗遂漏不止其人惡風小便難四肢微急難以屈伸者桂枝加附子湯主之

桂枝加附子湯方

桂枝三兩去皮　芍藥三兩　甘草二兩炙　生薑三兩切

大棗十二枚擘　附子一枚炮去皮破八片

右五味以水七升煮取三升去滓溫服一升日三服將息如桂枝湯法

太陽病下之後脈促胸滿者桂枝去芍藥湯主之

桂枝去芍藥湯方

桂枝三兩去皮　甘草二兩炙　生薑三兩　大棗十二枚擘

右四味以水七升煮取三升去滓温服一升日三服將息如桂枝湯法

太陽病下之後其人惡寒者桂枝去芍藥加附子湯主之

桂枝去芍藥加附子湯方

桂枝三兩　甘草二兩炙　生薑三兩切　大棗十二枚擘　附子一枚炮去皮破八片

右五味以水七升煮取三升去滓温服一升日三服將息如桂枝湯法

太陽病得之八九日如瘧狀發熱惡寒熱多寒少

其人不嘔清便欲自可一日二三度發脈微緩者為欲愈也脈微而惡寒者此陰陽俱虛不可更發汗更吐更下也面色反有熱色者未欲解也以其不能得小汗出身必痒宜桂枝麻黃各半湯

桂枝麻黃各半湯方

即桂枝湯三合麻黃湯三合併為六合頓服之

將息如桂枝湯法 麻黃湯見太陽病中

太陽病初服桂枝湯反煩不解者先刺風府風池卻與桂枝湯

太陽病服桂枝湯後大汗出脈洪大者與白虎湯

若形似瘧一日再發者宜桂枝二麻黃一湯

白虎湯方

知母六兩　石膏一斤碎綿裹　甘草二兩炙　粳米六合

右四味以水一斗煮米熟湯成去滓温服一升日三服

桂枝二麻黃一湯方

即桂枝湯二升麻黃湯一升合爲三升每服一升日三服將息如桂枝湯法

太陽病服桂枝湯後大汗出大煩渴脈洪大者白虎加人參湯主之

白虎加人參湯方

即白虎湯加人參三兩

太陽病發熱惡寒熱多寒少若脈微弱者此無陽也不可發汗脈浮大者宜桂枝二越婢一湯

桂枝二越婢一湯方

桂枝去皮　芍藥　麻黃　甘草各十八銖炙

大棗四枚擘　生薑一兩二銖切　石膏二十四銖碎綿裹

右七味以水六升先煮麻黃去上沫內諸藥煮取三升去滓溫服一升日三服

太陽病服桂枝湯或下之仍頭項強痛翕翕發熱

無汗心下滿微痛小便不利者桂枝去桂加茯苓白朮湯主之

桂枝去桂加茯苓白朮湯方

芍藥三兩　甘草二兩炙　生薑三兩切　大棗十二枚擘

茯苓三兩　白朮三兩

右六味以水八升煮取三升去滓溫服一升日三服

傷寒脈浮自汗出小便數心煩微惡寒脚攣急反與桂枝湯欲攻其表此誤也得之便厥咽中乾煩躁吐逆者作甘草乾薑湯與之以復其陽若厥愈

足温者更作芍藥甘草湯與之其脚即伸若胃氣不和譫語者少與調胃承氣湯若重發汗復加燒鍼者四逆湯主之

甘草乾薑湯方

甘草四兩炙　乾薑二兩炮

右二味以水三升煮取一升五合去滓分温再服

芍藥甘草湯方

芍藥四兩　甘草四兩炙

右二味以水三升煮取一升五合去滓分温再

服

調胃承氣湯方

甘草二兩炙　芒消半斤　大黃四兩酒洗

右三味，以水三升，煮二物取一升，去滓，內芒消，更上微火一兩沸，頓服之

四逆湯方

人參二兩　甘草二兩炙　乾薑一兩半　附子一枚炮去皮破八片

右四味，以水三升，煮取一升二合，去滓，分溫再服。强人可大附子一枚、乾薑三兩

問曰：太陽病，其證備，按桂枝法治之而增劇，厥逆

咽中乾煩躁吐逆譫語其故何也師曰此陽旦證不可攻也寸口脈浮浮為風亦為虛風則生熱虛則攣急誤攻其表則汗出亡陽汗多則液枯液枯則筋攣陽明內結則煩躁譫語用甘草乾薑以復其陽甘草芍藥以救液調胃承氣以止其譫語此壞病之治必隨脈證也

陽旦病發熱不潮汗出咽乾昏睡不安夜半反靜者宜地黃半夏牡蠣酸棗仁湯主之若口渴煩躁小便赤譫語者竹葉石膏黃芩澤瀉半夏甘草湯主之

地黄半夏牡蠣酸棗仁湯方

地黄六兩　半夏半升　牡蠣二兩　酸棗仁三兩

右四味以水四升煮取二升去滓分温再服

竹葉石膏黄芩澤瀉半夏甘草湯方

竹葉兩把　石膏半斤，綿裹，碎　黄芩三兩　澤瀉二兩

半夏半升　甘草二兩

右六味以水五升煮取三升去滓温服一升日三服

傷寒雜病論卷七

漢長沙太守南陽張機仲景述
長安黃維翰竹齋校

辨太陽病脈證并治中

太陽病項背强几几無汗惡風者葛根湯主之

葛根湯方

葛根四兩 麻黃三兩去節 桂枝三兩去皮 芍藥二兩

甘草二兩炙 生薑三兩切 大棗十二枚擘

右七味以水一斗先煮麻黃葛根減二升去上沫內諸藥煮取三升去滓溫服一升覆取微似

汗餘如桂枝湯法將息及禁忌諸湯皆倣此

太陽與陽明合病者必自下利葛根湯主之若不下利但嘔者葛根加半夏湯主之

葛根加半夏湯方

葛根四兩　麻黃一兩去節　桂枝二兩去皮　芍藥二兩　甘草二兩炙　生薑二兩切　大棗十二枚擘　半夏半升洗

右八味以水一斗先煮葛根麻黃減二升去上沫内諸藥煮取三升去滓溫服一升覆取微似汗

太陽病桂枝證醫反下之利遂不止脈促者熱未

解也喘而汗出者葛根黄連黄芩甘草湯主之

葛根黄連黄芩甘草湯方

葛根半斤　黄連三兩　黄芩三兩　甘草二兩炙

右四味以水八升先煮葛根減二升去上沫内諸藥煮取二升去滓分温再服

太陽病頭痛發熱身疼腰痛骨節疼痛惡風無汗而喘者麻黄湯主之

麻黄湯方

麻黄三兩去節　桂枝二兩去皮　甘草一兩炙　杏仁七十箇去皮尖

右四味以水九升先煮麻黄減二升去上沫内

諸藥煮取二升半去滓温服八合覆取微似汗不須啜粥餘如桂枝湯法將息

太陽與陽明合病喘而胸滿者不可下也宜麻黄湯

太陽病十日已去脈浮細而嗜卧者外已解也設胸滿脇痛與小柴胡湯脈但浮者與麻黄湯

小柴胡湯方見後

太陽傷寒脈浮緊發熱惡寒身疼痛不汗出而煩躁者大青龍湯主之若脈微弱汗出惡風者不可服之服之則厥逆筋惕肉瞤此為逆也

大青龍湯方

麻黄六兩去節　桂枝二兩去皮　甘草二兩炙　杏仁四十枚去皮尖

生薑三兩切　大棗十二枚擘　石膏如雞子黄大碎

右七味以水九升先煮麻黄減二升去上沫内諸藥煮取三升去滓溫服一升取微似汗汗多者溫粉粉之一服汗出停後服若復服汗多亡陽遂虛惡風煩躁不得眠也

太陽中風脈浮緩身不疼但重乍有輕時無少陰證者大青龍湯發之

傷寒表不解心下有水氣乾嘔發熱而欬或渴或

利或噎或小便不利少腹滿或喘者小青龍湯主之

小青龍湯方

麻黄三兩去節 芍藥三兩 細辛三兩 桂枝三兩

乾薑三兩 甘草三兩 五味子半升 半夏半升洗

右八味以水一斗先煮麻黄減二升去上沫内諸藥煮取三升去滓温服一升日三服

若渴去半夏加栝樓根三兩若微利若噎者去麻黄加附子一枚若小便不利少腹滿者去麻黄加茯苓四兩若喘者加杏仁半升去皮尖

傷寒心下有水氣欬而微喘發熱不渴服湯已渴者此寒去欲解也小青龍湯主之

太陽病外證未解脈浮弱者當以汗解宜桂枝湯

太陽病下之微喘者表未解故也桂枝加厚朴杏子湯主之

桂枝加厚朴杏子湯方

桂枝三兩　芍藥三兩　甘草二兩炙　生薑三兩切

大棗十二枚擘　厚朴二兩　杏仁五十枚去皮尖

右七味以水七升微火煮取三升去滓溫服一升覆取微似汗

太陽病外證未解不可下也下之為逆欲解外者宜桂枝湯

太陽病先發汗不解而復下之脈浮者不愈浮為在外而反下之故令不愈今脈浮故知在外當須解外則愈宜桂枝湯

太陽病脈浮緊無汗發熱身疼痛八九日不解表證仍在此當發其汗服藥已微除其人發煩目瞑劇者必衄衄乃解所以然者陽氣重故也麻黃湯主之

太陽病脈浮緊發熱身無汗自衄者愈

二陽併病太陽初得病時發其汗汗先出不徹因轉屬陽明續自微汗出不惡寒若太陽病證不罷者不可下下之為逆如此可小發其汗設面色緣正赤者陽氣怫鬱在表也當解之熏之若發汗不徹徹不足言陽氣怫鬱不得越當汗之不汗則其人煩躁不知痛處乍在腹中乍在四肢按之不可得更發汗則愈若其人短氣但坐者以汗出不徹故也何以知汗出不徹以脉濇故知之也

脉浮緊者法當汗出而解若身重心悸者不可發汗須自汗出乃愈所以然者尺中脉微此裏虛也

須裏實津液自和便自汗出愈

脉浮緊者法當身疼痛宜以汗解之假令尺中遲者不可發汗所以然者以榮氣不足血弱故也

脉浮者病在表可發汗宜麻黄湯

脉浮而緊者可發汗宜麻黄湯

病人常自汗出者此為榮氣和衛氣不諧也所以然者榮行脉中衛行脉外衛氣不共榮氣諧和故也復發其汗則愈宜桂枝湯

病人藏無他病時發熱自汗出而不愈者此衛氣不和也先其時發汗則愈宜桂枝湯

傷寒脈浮緊不發汗因致衄者麻黄湯主之

傷寒不大便六七日頭痛有熱者與承氣湯其小便清者知不在裏仍在表也當須發汗宜桂枝湯

傷寒發汗已解半日許復煩脈浮緊者可更發汗宜桂枝湯

凡病若發汗若吐若下若亡血亡津液陰陽自和者必自愈

大汗之後復下之小便不利者亡津液故也勿治之久久小便必自利

大下之後復發汗其人必振寒脈微細所以然者

内外俱虛故也

下之後復發汗晝日煩躁不得眠夜而安靜不嘔不渴無表證脈沉而微身無大熱者乾薑附子湯主之

乾薑附子湯方

乾薑一兩炮　附子一枚破八片炮

右二味以水三升煮取一升去滓頓服

發汗後身疼痛脈沉遲者桂枝去芍藥加人參生薑湯主之

桂枝去芍藥加人參生薑湯方

桂枝三兩去皮 甘草二兩炙 大棗十二枚擘 人參三兩
生薑四兩切
右五味以水一斗二升煮取三升去滓溫服一
升日三服
發汗若下後不可更行桂枝湯汗出而喘無大熱
者可與麻黄杏仁甘草石膏湯
麻黄杏仁甘草石膏湯方
麻黄四兩去節 杏仁五十箇去皮尖 甘草二兩炙 石膏半斤碎綿裹
右四味以水七升先煮麻黄減二升去上沫內
諸藥煮取二升去滓溫服一升日再服

發汗過多其人叉手自冒心心下悸欲得按者桂枝甘草湯主之

桂枝甘草湯方

桂枝四兩去皮　甘草二兩炙

右二味以水三升煮取一升去滓頓服

發汗後其人臍下悸者欲作奔豚也茯苓桂枝甘草大棗湯主之

茯苓桂枝甘草大棗湯方

茯苓半斤　桂枝四兩　甘草二兩炙　大棗十五枚擘

右四味以甘瀾水一斗先煮茯苓減二升內諸

藥煮取三升去滓温服一升日三服

作甘瀾水法取水二斗置大盆內以杓揚之水上有珠子五六千顆相逐取用之

奔豚病從少腹上衝咽喉發作欲死復還止者皆從驚恐得之

奔豚氣上衝胸腹痛往來寒熱奔豚湯主之

奔豚湯方

甘草炙二兩　芎藭二兩　當歸二兩　黄芩二兩

芍藥二兩　半夏四兩　生薑四兩　葛根五兩

桂枝三兩

右九味以水二斗煮取五升温服一升日三服夜二服

發汗後腹脹滿者厚朴生薑半夏甘草人參湯主之

厚朴生薑半夏甘草人參湯方

厚朴半斤炙去皮　生薑半斤切　半夏半升洗　甘草二兩炙　人參一兩

右五味以水一斗煮取三升去滓温服一升日三服

傷寒若吐若下後心下逆滿氣上衝胸起則頭眩

脈沉緊發汗則動經身為振振搖者茯苓桂枝白术甘草湯主之

茯苓桂枝白术甘草湯方

茯苓四兩　桂枝三兩　白术二兩　甘草二兩炙

右四味以水六升煮取三升去滓分温三服

發汗病不解反惡寒者虛故也芍藥甘草附子湯主之

芍藥甘草附子湯方

芍藥三兩　甘草三兩炙　附子一枚炮去皮破八片

右三味以水五升煮取一升五合去滓分温三

服

發汗若下之病仍不解煩躁者茯苓四逆湯主之

茯苓四逆湯方

茯苓四兩　人參二兩　附子一枚生用去皮破八片

甘草二兩炙　乾薑一兩半

右五味以水五升煮取二升去滓溫服七合日三服

發汗後惡寒者虛故也不惡寒但熱者實也當和胃氣與調胃承氣湯

太陽病發汗後大汗出胃中乾煩躁不得眠欲得

飲水少少與之令胃氣和則愈若脈浮小便不利微熱消渴者五苓散主之

五苓散方

豬苓十八銖去皮　澤瀉一兩六銖　白朮十八銖　茯苓十八銖　桂枝半兩

右五味擣為散以白飲和服方寸匕日三服多飲煖水汗出愈如法將息

太陽病發汗已脈浮弦煩渴者五苓散主之

傷寒汗出而渴小便不利者五苓散主之不渴者茯苓甘草湯主之

茯苓甘草湯方

茯苓二兩　桂枝二兩　甘草一兩炙　生薑三兩切

右四味以水四升煮取二升去滓分温三服

中風發熱六七日不解而煩有表裏證渴欲飲水水入則吐者名曰水逆五苓散主之

未持脈時病人叉手自冒心師因試教令欬而不欬者此必兩耳聾無所聞也所以然者以重發汗虛故也

發汗後飲水多必喘以水灌之亦喘

發汗後水藥不得入口為逆若更發汗必吐下不

止
發汗後及吐下後虛煩不得眠若劇者必反覆顛倒心中懊憹梔子乾薑湯主之若少氣者梔子甘草豉湯主之若嘔者梔子生薑豉湯主之

梔子乾薑湯方

梔子十四枚擘　乾薑二兩

右二味以水三升半煮取一升半去滓分溫二服進一服得吐者止後服

梔子甘草豉湯方

梔子十四枚擘　甘草二兩炙　香豉四合綿裹

右三味以水四升先煮梔子甘草取二升半内豉煮取一升半去滓分溫二服得吐者止後服

梔子生薑豉湯方

梔子十四枚擘　生薑五兩　香豉四合綿裹

右三味以水四升先煮梔子生薑取二升半内豉煮取一升半去滓分溫二服得吐者止後服

發汗若下之而煩熱胸中窒者梔子豉湯主之

梔子豉湯方

梔子十四枚擘　香豉四合綿裹

右二味以水四升先煮梔子取二升半内豉煮

取一升半去滓分温二服得吐者止後服

傷寒五六日大下之後身熱不去心中結痛者未欲解也梔子豉湯主之

傷寒下後心煩腹滿臥起不安者梔子厚朴枳實湯主之

梔子厚朴枳實湯方

梔子（十四枚擘） 厚朴（四兩炙去皮） 枳實（四枚水浸炙令黃）

右三味以水三升半煮取一升半去滓分温二服進一服得吐者止後服

傷寒醫以丸藥大下之身熱不去微煩者梔子乾

薑湯主之

凡用梔子湯若病人大便舊微溏者不可與之

太陽病發汗汗出不解其人仍發熱心下悸頭眩身瞤動振振欲擗地者真武湯主之

真武湯方

茯苓三兩 芍藥三兩 生薑三兩切 白朮二兩

附子一枚炮去皮破八片

右五味以水八升煮取三升去滓溫服七合日三服

咽喉乾燥者不可發汗

淋家不可發汗發汗必便血

瘡家雖身疼痛不可發汗汗出則痓

衄家不可發汗汗出必額上陷脈急緊直視不能眴不得眠

亡血家不可發汗發汗則寒慄而振

汗家重發汗必恍惚心亂小便已陰痛與禹餘糧丸

禹餘糧丸方

禹餘糧四兩　人參三兩　附子二枚　五味子三合

茯苓三兩　乾薑三兩

右六味蜜為丸如梧子大每服二十丸

病人有寒復發汗胃中冷必吐逆

傷寒未發汗而復下之此為逆也若先發汗治不為逆本先下之而反汗之為逆若先下之治不為逆

傷寒醫下之續得下利清穀不止身疼痛者急當救裏後身疼痛清便自調者急當救表救裏宜四逆湯救表宜桂枝湯

太陽病先下之而不愈因復發汗以此表裏俱虛其人因致冒冒家汗自出愈所以然者表和故也

裏未和然後復下之

太陽病未解脈陰陽俱微者必先振慄汗出而解但陽脈微者先汗出而解若陰脈實者下之而解若欲下之宜調胃承氣湯

太陽病發熱汗出者此爲榮弱衛强故使出汗欲救邪風者宜桂枝湯

傷寒五六日中風往來寒熱胸脇苦滿嘿嘿不欲食飲心煩喜嘔或胸中煩而不嘔或渴或腹中痛或脇下痞鞕或心下悸小便不利或不渴身有微熱而欬者小柴胡湯主之

小柴胡湯方

柴胡半斤　黄芩三兩　人參三兩　半夏半升洗

甘草三兩炙　生薑三兩切　大棗十二枚擘

右七味，以水一斗二升，煮取六升，去滓，再煎取三升，温服一升，日三服。若胸中煩而不嘔者，去半夏、人參，加栝樓實一枚；若渴，去半夏，加人參，合前成四兩半，栝樓根四兩；若腹中痛者，去黄芩，加芍藥三兩；若脇下痞鞕，去大棗，加牡蠣四兩；若心下悸、小便不利者，去黄芩，加茯苓四兩；若不渴、外有微熱者，去人參，加桂枝三兩，温

覆微汗愈若欬者去人參大棗生薑加五味子

半升乾薑二兩

血弱氣虛腠理開邪氣因入與正氣相搏結於脇下正邪紛爭往來寒熱休作有時嘿嘿不欲飲食藏府相連其痛必下邪高痛下故使嘔也小柴胡湯主之服柴胡湯已渴者屬陽明也以法治之

太陽病六七日脈遲浮弱惡風寒手足溫醫二三下之不能食脇下滿痛面目及身黃頸項强小便難者與柴胡湯後必下重本渴而飲水嘔者柴胡不中與也食穀者噦

傷寒四五日身熱惡風頸項強脇下滿手足溫而渴者小柴胡湯主之

傷寒陽脈濇陰脈弦法當腹中急痛先與小建中湯不差者與小柴胡湯

小建中湯方

桂枝三兩　芍藥六兩　甘草二兩切　生薑三兩切

大棗十二枚擘　膠飴一升

右六味以水七升先煮五味取三升去滓內飴更上微火消解溫服一升日三服嘔家不可用以甜故也

傷寒與中風有柴胡證但見一證便是不必悉具

凡柴胡湯病證而誤下之若柴胡證不罷者復與柴胡湯必蒸蒸而振卻復發熱汗出而解

傷寒二三日心中悸而煩者小建中湯主之

太陽病過經十餘日反二三下之後四五日柴胡證仍在者先與小柴胡湯嘔不止心下急鬱鬱微煩者為未解也與大柴胡湯下之則愈

大柴胡湯方

柴胡半斤 黄芩三兩 芍藥三兩 半夏半升洗

生薑五兩切 枳實四枚炙 大棗十二枚擘 大黄二兩

右八味以水一斗二升煮取六升去滓再煎温服二升日三服

傷寒十三日不解胸脇滿而嘔日晡所發潮熱已而微利此本柴胡證下之以不得利今反利者知醫以丸藥下之非其治也潮熱者實也宜先服小柴胡湯以解外後以柴胡加芒消湯主之

柴胡加芒消湯方

柴胡二兩十六銖　黄芩一兩　人參一兩　甘草一兩炙　生薑一兩切　芒消二兩　大棗四枚　半夏二十銖

右八味以水四升煮取二升去滓内芒消更煮

微沸分温再服不解更作

傷寒十三日過經讝語者以有熱也當以湯下之若小便利者大便當鞕而反下利知醫以丸藥下之非其治也若自下利者脈當微厥今反和者此為內實也調胃承氣湯主之

太陽病不解熱結膀胱其人如狂血自下下者愈其外不解者尚未可攻當先解外外解已但少腹急結者乃可攻之宜桃核承氣湯

桃核承氣湯方

桃仁五十箇去皮尖 大黃四兩 桂枝二兩 甘草二兩炙

芒消二兩

右五味以水七升煮四味取二升去滓内芒消更上火微沸下火先食温服五合日三服當微利

傷寒八九日下之胸滿煩驚小便不利譫語一身盡重不可轉側柴胡加龍骨牡蠣湯主之

柴胡加龍骨牡蠣湯方

柴胡四兩　龍骨一兩半　黄芩一兩半　生薑一兩半

人參一兩半　桂枝一兩半　茯苓一兩半　半夏二合半

大黄二兩　牡蠣一兩半　大棗六枚擘　鉛丹一兩半

石十二味以水八升煮取四升内大黃切如碁子更煮一二沸温服一升日三服夜一服

傷寒腹滿讝語寸口脈浮而緊關上脈弦者此肝乘脾也名曰縱刺期門

傷寒發熱嗇嗇惡寒大渴欲飲水其腹必滿自汗出小便不利寸口脈浮而濇關上弦急者此肝乘肺也名曰橫刺期門

太陽病二日煩躁反熨其背而大汗出火熱入胃胃中水竭躁煩必發讝語十餘日振慄自下利者此為欲解也若其汗從腰以下不得汗欲小便不

得反嘔欲失溲足下惡風大便鞕小便當數而反不數又不多大便已頭卓然而痛其人足心必熱穀氣下流故也

太陽病中風以火劫發汗邪風被火熱血氣流溢失其常度兩陽相熏灼其身發黃陽盛則欲衄陰虛小便難陰陽俱虛竭身體則枯燥但頭汗出劑頸而還腹滿微喘口乾咽爛或不大便久則讝語甚者至噦手足躁擾捻衣摸牀小便利者其人可治宜人參地黃龍骨牡蠣茯苓湯主之

人參地黃龍骨牡蠣茯苓湯方

人參三兩　地黄半斤　龍骨三兩　牡蠣四兩

茯苓四兩

右五味以水一斗煮取三升分温三服

傷寒脉浮醫以火廹刼之亡陽必驚狂卧起不安者桂枝去芍藥加牡蠣龍骨救逆湯主之

桂枝去芍藥加牡蠣龍骨救逆湯方

桂枝三兩　甘草二兩炙　生薑三兩切　大棗十二枚擘

牡蠣五兩熬　龍骨四兩

右六味以水一斗二升煮取三升去滓温服一升日三服

形似傷寒其脈不弦緊而弱弱者必渴被火必讝語弱而發熱脈浮者解之當汗出愈

太陽病以火熏之不得汗其人必躁到經不解必清血名為火邪

脈浮熱甚反以火灸之此為實實以虛治因火而動必咽燥唾血

微數之脈慎不可灸因火為邪則為煩逆追虛逐實血散脈中火氣雖微內攻有力焦骨傷筋血難復也

脈浮宜以汗解用火灸之邪無從出因火而盛病

從腰以下必重而痹名火逆也欲自解者必當先煩煩乃有汗而解何以知之脈浮故也

燒鍼令其汗鍼處被寒核起而赤者必發奔豚氣從少腹上衝心者灸其核上各一壯與桂枝加桂湯

桂枝加桂湯方

桂枝五兩　芍藥三兩　生薑三兩切　甘草二兩炙

大棗十二枚擘

右五味以水七升煮取三升去滓溫服一升日三服

火逆下之因燒鍼煩躁者桂枝甘草龍骨牡蠣湯主之

桂枝甘草龍骨牡蠣湯方

桂枝一兩　甘草二兩炙　龍骨二兩　牡蠣二兩熬

右四味以水五升煮取三升去滓温服一升日三服甚者加人參三兩

太陽傷寒者加温鍼必驚也

太陽病當惡寒發熱今自汗出反不惡寒發熱關上脈細數者以醫吐之過也一二日吐之者腹中飢口不能食三四日吐之者不喜糜粥欲食冷食

朝食暮吐此為小逆若不惡寒又不欲近衣者此為内煩皆醫吐之所致也

病人脈數數為熱當消穀今引食而反吐者此以發汗令陽氣微膈氣虛脈乃數也數為客熱故不能消穀以胃中虛冷故吐也

太陽病過經十餘日心中温温欲吐胸中痛大便反溏腹微滿鬱鬱微煩先其時自極吐下者與調胃承氣湯若不爾者不可與之若但欲嘔胸中痛微溏者此非柴胡證所以然者以嘔故知極吐下也

太陽病六七日表證仍在脈微而沉反不結胸其人發狂者以熱在下焦少腹當鞕滿小便自利者下血乃愈所以然者以太陽隨經瘀熱在裏故也抵當湯主之

抵當湯方

水蛭熬三十箇　蝱蟲三十箇去翅足熬　桃仁二十箇去皮尖

大黃三兩酒洗

右四味以水五升煮取三升去滓溫服一升不下更服

太陽病身黃脈沉結少腹鞕小便不利者為無血

也小便自利其人如狂者血證諦也抵當湯主之

傷寒有熱小腹滿應小便不利今反利者為有血也當下之不可餘藥宜抵當丸

抵當丸方

水蛭二十箇熬 蝱蟲二十箇去翅足熬 桃仁二十五箇去皮尖

大黃三兩酒洗

右四味搗分四丸以水一升煮一丸取七合服之晬時當下血若不下者更服

太陽病小便利者以飲水多必心下悸小便少者必苦裏急也

傷寒雜病論卷八

漢長沙太守南陽張機仲景述

長安黃維翰竹齋校

辨太陽病脈證并治下

問曰病有藏結有結胸其狀何如師曰寸脈浮關脈小細沉緊者名曰藏結也按之痛寸脈浮關脈沉名曰結胸也

何謂藏結師曰藏結者五藏各具寒熱攸分宜求血分雖有氣結皆血為之假令肝藏結則兩脇痛而嘔脈沉弦而結者宜吳茱萸湯若發熱不嘔者

此為實脈當沉弦而急桂枝當歸牡丹桃核枳實湯主之

吳茱萸湯方見陽明病

桂枝當歸牡丹桃核枳實湯方

桂枝三兩去皮　當歸二兩　牡丹皮三兩　桃仁二十枚去皮尖

枳實二兩

右五味以水八升煮取三升去滓溫服一升日三服

心藏結則心中痛或在心下鬱鬱不樂脈大而濇連翹阿膠半夏赤小豆湯主之若心中熱痛而煩

脈大而弦急者此為實也黃連阿膠半夏桃核茯苓湯主之

連翹阿膠半夏赤小豆湯方

連翹二兩　阿膠一兩半　半夏半升洗　赤小豆三兩

右四味以水四升先煮三物取二升去滓內膠烊消溫服一升日再服

黃連阿膠半夏桃核茯苓湯方

黃連三兩　阿膠二兩　半夏半升洗　桃核二十枚去皮尖

茯苓三兩

右五味以水五升先煮四味取二升去滓內膠

烊消温服一升日再服

肺藏結胸中閉塞喘欬善悲脹短而濇百合貝母茯苓桔梗湯主之若欬而唾血胸中痛此為實葶藶栝樓桔梗牡丹湯主之

百合貝母茯苓桔梗湯方

百合七枚洗去沫　貝母三兩　茯苓三兩　桔梗二兩

右四味以水七升煮取三升去滓温服一升日三服

葶藶栝樓桔梗牡丹湯

葶藶三兩熬　栝樓實大者一枚搗　桔梗三兩

牡丹皮二兩

右四味以水六升煮取三升去滓温服一升日三服

脾藏結腹中滿痛按之如覆杯甚則腹大而堅脹沉而緊白朮枳實桃核乾薑湯主之若腹中脹痛不可按大便初溏後鞕轉失氣者此為實大黄厚朴枳實半夏甘草湯主之

白朮枳實桃核乾薑湯方

白朮二兩　枳實二兩　桃仁二十枚去皮尖　乾薑一兩

右四味以水五升煮取二升去滓分温再服

大黃厚朴枳實半夏甘草湯方

大黃三兩　厚朴三兩　枳實三兩　半夏一升

甘草一兩炙

右五味，以水六升，煮取三升，去滓，溫服一升，日三服。

腎藏結，少腹鞕，隱隱痛，按之如有核，小便乍清乍濁，脈沉細而結，宜茯苓桂枝甘草大棗湯；若小腹急痛，小便赤數者，此為實，宜桂枝茯苓枳實芍藥甘草湯。

茯苓桂枝甘草大棗湯方見太陽病中

桂枝茯苓枳實芍藥甘草湯方

桂枝三兩去皮　茯苓二兩　枳實二兩　芍藥三兩

甘草一兩炙

右五味以水六升煮取三升去滓温服一升日三服

藏結無陽證不往來寒熱其人反靜舌上胎滑者不可攻也飲食如故時時下利舌上白胎滑者爲難治

何謂結胸師曰病發於陽而反下之熱入於裏因作結胸病發於陰而早下之因作痞所以成結胸

者誤下故也

結胸病頭項强如柔痓狀者下之則和宜大陷胸丸

大陷胸丸方

大黃半斤　葶藶半斤熬　芒消半斤　杏仁半升去皮尖熬

右四味搗篩二味內杏仁芒消合研如脂和散取如彈丸一枚別搗甘遂末一錢匕白蜜二合水二升煮取一升去滓溫頓服之一宿乃下如不下更服取下為度禁忌如藥法

結胸證其脈浮大者不可下下之則死

结胸證悉具煩躁者亦死

太陽病脈浮而動數浮則為風數則為熱動則為痛頭痛發熱微盜汗出而反惡寒者表未解也醫反下之動數變遲膈內拒痛胃中空虛客氣動膈短氣躁煩心中懊憹陽氣內陷心下因鞕則為結胸大陷胸湯主之若不結胸但頭汗出餘處無汗劑頸而還小便不利身必發黃五苓散主之

大陷胸湯方

大黃六兩　芒消一升　甘遂一錢匕

右三味以水六升先煮大黃取二升去滓內芒

消煮二沸內甘遂末溫服一升得快利止後服

五苓散方見太陽病中

發黃者加茵陳蒿十分

傷寒六七日結胸熱實脈沉緊而實心下痛按之石鞕者大陷胸湯主之

傷寒十餘日熱結在裏復往來寒熱者與大柴胡湯但結胸無大熱者此為水結在胸脅也但頭微汗出者大陷胸湯主之

太陽病重發汗而復下之不大便五六日舌上燥而渴日晡所小有潮熱從心下至少腹鞕滿而痛

不可近者大陷胸湯主之

小結胸病正在心下按之則痛脈浮滑者小陷胸湯主之

小陷胸湯方

黃連一兩　半夏半升　栝樓實大者一枚

右三味以水六升先煮栝樓取三升内諸藥煮取二升去滓分溫三服

太陽病二三日不能卧但欲起心下必結脈微弱者此本有寒分也反下之若利止必作結胸未止者此作協熱利也

太陽病下之後其脈促不結胸者此爲欲解也脈浮者必結胸脈緊者必咽痛脈弦者必兩脇拘急脈細數者頭痛未止脈沉緊者必欲嘔脈沉滑者協熱利脈浮滑者必下血

病在陽應以汗解之反以冷水潠之若灌之其熱被劫不得去彌更益煩肉上粟起意欲飲水反不渴者服文蛤散若不差者與五苓散寒實結胸無熱證者與三物小陷胸湯白散亦可服

文蛤散方

文蛤五兩　麻黄三兩　甘草三兩　生薑三兩

石膏五兩　杏仁五十箇去皮尖　大棗十二枚擘

右七味爲散以沸湯和一方寸匕湯用五合調服假令汗出已腹中痛者與芍藥三兩

白散方

桔梗三分　巴豆一分　貝母三分

右三味爲散更於臼中杵之以白飲和服强人半錢七羸者減之病在膈上必吐在膈下必利不利進熱粥一杯利不止進冷粥一杯

太陽與少陽併病頭項强痛或眩冒時如結胸心下痞鞕者當刺大椎第一間肺俞肝俞慎不可發

汗發汗則讝語脈弦大五日讝語不止當刺期門

婦人中風發熱惡風經水適來得之七八日熱除而脈遲身涼胸脇下滿如結胸狀讝語者此為熱入血室也當刺期門隨其實而瀉之

婦人中風七八日續得寒熱發作有時經水適斷者此為熱入血室其血必結故使如瘧狀小柴胡湯主之

婦人傷寒發熱經水適來晝日明了暮則讝語如見鬼狀者此為熱入血室無犯胃氣及上下焦必自愈

傷寒六七日發熱微惡寒肢節煩疼微嘔心下支結外證未去者柴胡桂枝湯主之

柴胡桂枝湯方

桂枝一兩半　黃芩一兩半　人參一兩半　甘草一兩半

芍藥一兩半　大棗六枚　生薑一兩半切　柴胡四兩

半夏二合半

右九味以水七升煮取三升去滓溫服一升日三服

傷寒五六日已發汗而復下之胸脇滿微結小便不利渴而不嘔但頭汗出往來寒熱心煩者此為

未解也柴胡桂枝乾薑湯主之

柴胡桂枝乾薑湯方

柴胡半斤　桂枝三兩　乾薑二兩　栝樓根四兩
黄芩三兩　牡蠣二兩熬　甘草二兩炙

右七味以水一斗二升煮取六升去滓再煎取三升溫服一升日三服初服微煩復服汗出便愈

傷寒五六日頭汗出微惡寒手足冷心下滿口不欲食大便鞕脈細者此為陽微結必有表復有裏也脈沉者亦在裏也汗出為陽微假令純陰結不

得復有外證悉入在裏此為半在裏半在外也脉雖沉細不得為少陰病所以然者陰不得有汗今頭汗出故知非少陰也可與小柴胡湯設不了了者得屎而解

傷寒五六日嘔而發熱者柴胡湯證具而以他藥下之柴胡證仍在者復與柴胡湯此雖已下之不為逆必蒸蒸而振卻發熱汗出而解若心下滿而鞕痛者此為結胸也大陷胸湯主之但滿而不痛者此為痞柴胡不中與之宜半夏瀉心湯

半夏瀉心湯方

半夏半升洗　黃芩三兩　乾薑三兩　人參三兩

甘草三兩炙　黃連一兩　大棗十二枚擘

右七味以水一斗煮取六升去滓再煎取三升

温服一升日三服

太陽少陽併病而反下之成結胸心下必鞕若下

利不止水漿不下其人必煩

脈浮而緊而復下之緊反入裏則成痞按之自濡

但氣痞耳小青龍湯主之

太陽中風下利嘔逆表解者乃可攻之若其人縶

縶汗出發作有時頭痛心下痞滿引脇下痛乾嘔

短氣汗出不惡寒者此表解裏未和也十棗湯主之

十棗湯方

芫花熬　甘遂　大戟

右三味各等分別擣為散以水一升半先煮大棗肥者十枚取八合去滓内藥末强人服一錢匕羸人服半錢匕温服之平旦服若下少病不除者明日更服加半錢得快下利後糜粥自養

太陽病醫發汗遂發熱惡寒因復下之心下痞表裏俱虚陰陽氣并竭無陽則陰獨復加燒鍼因胸

煩面色青黄膚瞤者難治今色微黄手足温者易愈

心下痞按之濡其脈關上浮大者大黄黄連黄芩瀉心湯主之

大黄黄連黄芩瀉心湯方

大黄二兩　黄連一兩　黄芩一兩

右三味以麻沸湯二升漬之須臾絞去滓分温再服

心下痞而復惡寒者附子瀉心湯主之

附子瀉心湯方

大黄二兩 黄連一兩 黄芩一兩

附子一枚炮去皮破别煑取汁

右四味切三味以麻沸湯二升漬之須臾絞去滓内附子汁分温再服

本以下之故心下痞與瀉心湯痞不解其人渴而口燥煩小便不利者五苓散主之

傷寒汗出解之後胃中不和心下痞鞕乾噫食臭脇下有水氣腹中雷鳴下利者生薑瀉心湯主之

生薑瀉心湯方

生薑四兩 甘草三兩炙 人參三兩 乾薑一兩

黄芩三兩　半夏半升　黄連一兩　大棗十二枚擘

右八味，以水一斗，煮取六升，去滓，再煎取三升，温服一升，日三服。

傷寒中風，醫反下之，其人下利日數十行，穀不化，腹中雷鳴，心下痞鞕而滿，乾嘔，心煩不得安，醫見心下痞，謂病不盡，復下之，其痞益甚，此非結熱，但以胃中虛，客氣上逆，故使鞕也，甘草瀉心湯主之。

甘草瀉心湯方

甘草四兩炙　黄芩三兩　乾薑三兩　人參三兩

半夏半升　黄連一兩　大棗十二枚擘

右七味以水一斗煮取六升去滓再煎取三升
温服一升日三服
傷寒服湯藥下之利不止心下痞鞕服瀉心湯不已復以他藥下之利益甚醫以理中與之利仍不止理中者理中焦此利在下焦故也赤石脂禹餘糧湯主之復不止者當利其小便
赤石脂禹餘糧湯方
赤石脂一斤碎　太乙禹餘糧一斤碎
右二味以水六升煮取三升去滓分温三服
傷寒吐下後發汗虛煩脈甚微八九日心下痞鞕

脇下痛氣上衝咽喉眩冒經脈動惕者久而成痿

傷寒發汗若吐若下解後心下痞鞕噫氣不除者

旋覆代赭湯主之

旋覆代赭湯方

旋覆花三兩　人參二兩　生薑五兩　代赭石一兩

甘草三兩炙　半夏半升洗　大棗十二枚

右七味以水一斗煮取六升去滓再煎取三升

温服一升日三服

太陽病外證未除而數下之遂協熱而利利下不

止心下痞鞕表裏不解者桂枝人參湯主之

桂枝人參湯方

桂枝四兩　甘草四兩炙　白朮三兩　人參三兩

乾薑三兩

右五味以水九升先煮四味取五升內桂枝更煮取三升去滓温服一升日再服夜一服

傷寒大下後復發汗心下痞惡寒者表未解也不可攻痞當先解表後攻其痞解表宜桂枝湯攻痞宜大黄黄連黄芩瀉心湯

傷寒發熱汗出不解心下痞鞕嘔吐而不利者大柴胡湯主之

病如桂枝證頭不痛項不強寸脈微浮胸中痞鞕氣上衝咽喉不得息者此為胸有寒也當吐之宜瓜蒂散

瓜蔕散方

瓜蔕一分熬　赤小豆一分

右二味各別擣篩為散已合治之取一錢匕以香豉一合用熱湯七合煮作稀糜去滓取汁和散溫頓服之不吐者少少加得快吐乃止諸亡血虛家不可與

病脇下素有痞連在臍旁痛引少腹入陰筋者此

名藏結死
傷寒若吐若下後七八日不解熱結在裏表裏俱熱時時惡風大渴舌上乾燥而煩欲飲水數升者白虎加人參湯主之
傷寒無大熱口燥渴心煩背微惡寒者白虎加人參湯主之
傷寒脈浮發熱無汗其表不解當發汗不可與白虎湯渴欲飲無表證也白虎加人參湯主之
太陽少陽併病心下鞕頸項强而眩者當刺大椎肺俞肝俞慎不可下也下之則痙

太陽與少陽合病自下利者與黄芩湯若嘔者黄芩加半夏生薑湯主之

黄芩湯方

黄芩三兩　芍藥二兩　甘草二兩　大棗十二枚擘

右四味以水一斗煮取三升去滓温服一升日再服夜一服

黄芩加半夏生薑湯方

黄芩三兩　芍藥二兩　甘草二兩炙　半夏半升洗

生薑一兩半　大棗十二枚擘

右六味以水一斗煮取三升去滓温服一升日

再服夜一服

傷寒胸中有熱胃中有邪氣腹中痛欲嘔者黃連湯主之

黃連湯方

黃連三兩 甘草三兩炙 乾薑三兩 桂枝三兩

人參二兩 半夏半升洗 大棗十二枚擘

右七味以水一斗煮取六升去滓溫服一升日三服夜三服

傷寒脈浮滑此以裏有熱表無寒也白虎湯主之

白虎湯方見太陽病上

傷寒脈結促心動悸者炙甘草湯主之

炙甘草湯方

甘草四兩炙　生薑三兩切　人參二兩　地黃半斤

桂枝三兩　麥門冬半升　阿膠二兩　麻仁半升

大棗十二枚擘

右九味以清酒七升先煮八味取三升去滓內

膠烊消盡温服一升日三服

傷寒雜病論卷九

漢長沙太守南陽張機仲景述

長安黄維翰竹齋校

辨陽明病脈證并治

問曰病有太陽陽明有正陽陽明有少陽陽明何謂也答曰太陽陽明者脾約是也正陽陽明者胃家實是也少陽陽明者發汗利小便已胃中燥煩實大便難是也

陽明之為病胃家實是也

問曰何緣得陽明病答曰太陽病若發汗若下若

利小便此亡津液胃中乾燥因轉屬陽明不更衣內實大便難者此名陽明也

問曰陽明病外證云何答曰身熱汗自出不惡寒反惡熱也

問曰病有得之一日不發熱而惡寒者何也答曰雖得之一日惡寒將自罷即自汗出而惡熱也

問曰惡寒何故自罷答曰陽明居中主土也萬物所歸無所復傳始雖惡寒二日自止此爲陽明病也

本太陽病初得病時發其汗汗先出不徹因轉屬

陽明也

傷寒發熱無汗嘔不能食而反汗出濈濈然者是轉屬陽明也

傷寒三日陽明脈大者此為不傳也

傷寒脈浮而緩手足自溫者是為繫在太陰太陰者身當發黃若小便自利者不能發黃至七八日大便鞕者為陽明病也

傷寒轉屬陽明者其人濈然微汗出也

陽明中風口苦咽乾腹滿微喘發熱惡風脈浮而緩若下之則腹滿小便難也

陽明病若能食名中風不能食名中寒

陽明病若中寒者不能食小便不利手足濈然汗出此欲作固瘕必大便初鞕後溏所以然者以胃中冷水穀不別故也

陽明病初欲食小便不利大便自調其人骨節疼翕翕然如有熱狀奄然發狂濈然汗出而解者此水不勝穀氣與汗共并脈小則愈

陽明病欲解時從申至戌上

陽明病不能食攻其熱必噦所以然者其人本虛胃中冷故也

陽明病脈遲食難用飽飽則微煩頭眩必小便難此欲作穀癉雖下之腹滿如故所以然者脈遲故也

陽明病法多汗反無汗其身如蟲行皮中狀者此以久虛故也

陽明病反無汗而小便利二三日嘔而欬手足厥者必苦頭痛若不欬不嘔手足不厥者頭不痛

陽明病但頭眩不惡寒故能食若欬者其人必咽痛不欬者咽不痛

陽明病無汗小便不利心中懊憹者身必發黃

陽明病脉浮而大者必潮熱發作有時但浮者必自汗出

陽明病口燥但欲漱水不欲嚥者此必衄

陽明病本自汗出醫更重發汗病已差尚微煩不了了者此必大便鞕故也以亡津液胃中乾燥故令大便鞕當問其小便日幾行若本小便日三四行今日再行則知大便不久必出所以然者以小便數少津液當還入胃中故知不久必大便也

傷寒嘔多雖有陽明證不可攻之

陽明證心下鞕滿者不可攻之攻之利遂不止者

死利止者愈
陽明證眼合色赤不可攻之攻之必發熱色黃者
小便不利也
陽明病不吐不下心煩者可與調胃承氣湯
調胃承氣湯方見太陽病上
陽明病脹實雖汗出而不惡熱者其身必重短氣
腹滿而喘有潮熱者此外欲解可攻裏也手足濈
然汗出者此大便已鞕也大承氣湯主之若汗多
微發熱惡寒者外未解也其熱不潮者未可與承
氣湯若腹大滿不通者可與小承氣湯微和胃氣

勿令大泄下

大承氣湯方

大黃四兩酒洗　厚朴半斤炙去皮　枳實五枚炙　芒消三合

右四味，以水一斗，先煮二物，取五升，去滓，內大黃，更煮取二升，去滓，內芒消，更上微火一兩沸，分溫再服，得下，餘勿服。

小承氣湯方

大黃四兩酒洗　厚朴二兩炙去皮　枳實三枚炙

右三味，以水四升，煮取一升二合，去滓，分溫再服。初服更衣者，停後服；不爾者，盡飲之。

陽明病潮熱大便微鞕者可與大承氣湯不鞕者不可與之若不大便六七日恐有燥屎欲知之法少與小承氣湯湯入腹中轉失氣者此有燥屎也乃可攻之若不轉失氣者此但初頭鞕後必溏不可攻之攻之必脹滿不能食也欲飲水者與水則噦其後發熱者必大便復鞕而少也以小承氣湯和之不轉失氣者慎不可攻也

陽明病實則讝語虛則鄭聲鄭聲者重語也直視讝語喘滿者死下利者亦死

陽明病發汗多若重發汗以亡其陽讝語脈短者

死脉自和者不死

傷寒若吐若下後不解不大便五六日上至十餘日日晡所發潮熱不惡寒獨語如見鬼狀若劇者發則不識人循衣摸牀惕而不安微喘直視脉弦者生濇者死微者但發熱讝語者大承氣湯主之

陽明病其人多汗以津液外出胃中燥大便必鞕則讝語小承氣湯主之

陽明病讝語發潮熱脉滑而疾者小承氣湯主之

陽明病服承氣湯後不轉失氣明日又不大便脉反微濇者裏虚也為難治不可更與承氣湯也

陽明病讝語有潮熱反不能食者胃中必有燥屎五六枚也若能食者但鞕爾宜大承氣湯下之
陽明病下血讝語者此為熱入血室但頭汗出者刺期門隨其實而瀉之濈然汗出則愈
陽明病汗出讝語者以有燥屎在胃中此為實也須過經乃可下之下之若早語言必亂以表虛裏實故也下之宜大承氣湯
傷寒四五日脈沉而喘滿沉為在裏而反發其汗津液越出大便為難表虛裏實久則讝語
三陽合病腹滿身重難以轉側口不仁面垢若發

汗則譫語遺尿下之則手足逆冷額上出汗若自汗者宜白虎湯自利者宜葛根黃連黃芩甘草湯白虎湯方見太陽病

葛根黃連黃芩甘草湯方見太陽病中

二陽併病太陽證罷但發潮熱手足漐漐汗出大便難而譫語者下之則愈宜大承氣湯

陽明病脈浮而大咽燥口苦腹滿而喘發熱汗出不惡寒反惡熱身重若發汗則躁心憒憒反譫語若加溫鍼必怵惕煩躁不得眠若下之則胃中空虛客氣動膈心中懊憹舌上胎者梔子豉湯主之

梔子豉湯方見太陽病中

陽明病渴欲飲水口乾舌燥者白虎加人參湯主之

白虎加人參湯方見太陽病

陽明病脈浮發熱渴欲飲水小便不利者豬苓湯主之

豬苓湯方

豬苓一兩去皮　茯苓一兩　澤瀉一兩　阿膠一兩

滑石一兩碎

右五味以水四升先煮四味取二升去滓内阿

膠烊消温服七合日三服

陽明病汗出多而渴者不可與豬苓湯以汗多胃中燥豬苓湯復利其小便故也

陽明病脈浮而遲表熱裏寒下利清穀者四逆湯主之

四逆湯方見太陽病上

陽明病胃中虛冷不能食者不可與水飲之飲則必噦

陽明病脈浮發熱口乾鼻燥能食者衄

陽明病下之其外有熱手足温不結胸心中懊憹

飢不能食但頭汗出者梔子豉湯主之

陽明病發潮熱大便溏小便自可胸脇滿不去者與小柴胡湯

小柴胡湯方見太陽病中

陽明病脇下鞕滿不大便而嘔舌上白胎者可與小柴胡湯上焦得通津液得下胃氣因和身濈然汗出而解也

陽明中風脈弦浮大而短氣腹都滿脇下及心痛久按之氣不通鼻乾不得涕嗜卧一身及目悉黄小便難有潮熱時時噦耳前後腫刺之小差外不

解病過十日脉續浮者與小柴胡湯脉但浮無餘證者與麻黄湯若不尿腹滿加噦者不治

麻黄湯方見太陽病中

動作頭痛短氣有潮熱者屬陽明也白蜜煎主之

白蜜煎方

人參一兩 地黄六兩 麻仁一升 白蜜八合

右四味以水一斗先煮三味取五升去滓内蜜再煎一二沸每服一升日三夜二

陽明病自汗出若發汗小便自利者此為津液内竭便雖鞕不可攻之當須自欲大便宜蜜煎導而

通之若王瓜根及大豬膽汁皆可為導

蜜煎導方

食蜜七合

右一味内銅器中微火煎之稍凝如飴狀攪之勿令焦著可丸時併手捻作挺令頭鋭大如指長二寸許當熱時急作冷則鞕内穀道中以手緊抱欲大便時乃去之

豬膽汁方

大豬膽一枚

右一味瀉汁和醋少許灌穀道中如一食頃當

大便出宿食甚多

陽明病脈遲汗出多微惡寒者表未解也可發汗宜桂枝湯

陽明病脈浮無汗而喘者發汗則愈宜麻黄湯

陽明病發熱汗出者此為熱越不能發黄也但頭汗出身無汗劑頸而還小便不利渴引水漿者此為瘀熱在裏身必發黄茵陳蒿湯主之

茵陳蒿湯方

茵陳蒿六兩　梔子十四枚擘　大黄二兩去皮

右三味以水一斗二升先煮茵陳減六升内二

味煮取三升去滓分溫三服小便當利尿如皁莢汁狀色正赤一宿病減黃從小便去也

陽明病其人善忘者必有蓄血所以然者本有久瘀血故令善忘屎雖鞕大便反易其色必黑宜抵當湯下之

抵當湯方

陽明病下之心中懊憹而煩胃中有燥屎者可攻腹微滿大便初鞕後溏者不可攻之若有燥屎者宜大承氣湯

病人不大便五六日繞臍痛煩躁發作有時者此

有燥屎故使不大便也

病人煩熱汗出則解又如瘧狀日晡所發熱者屬陽明也脈實者宜下之脈浮大者宜發汗下之與大承氣湯發汗宜桂枝湯

大下後六七日不大便煩不解腹滿痛者此有燥屎也所以然者本有宿食故也宜大承氣湯

病人小便不利大便乍難乍易時有微熱喘息不能卧者有燥屎也宜大承氣湯

食穀欲嘔者屬陽明也吳茱萸湯主之得湯反劇者屬上焦也小半夏湯主之

吳茱萸湯方

吳茱萸一升 人參三兩 生薑六兩切 大棗十二枚擘

右四味以水七升煮取二升去滓温服七合日三服

小半夏湯方

半夏一升 生薑半斤

右二味以水七升煮取一升半去滓分温再服

太陽病寸緩關浮尺弱其人發熱汗出後惡寒不嘔但心下痞者此以醫下之如其未下病人不惡寒而渴者此轉屬陽明也小便數者大便必鞕不

更衣十日無所苦也渴欲飲水者少少與之以法救之渴而飲水多小便不利者宜五苓散

五苓散方見太陽病中

脈陽微而汗出少者為自和汗出多者為太過陽脈實因發其汗出多者亦為太過太過者為陽絶於裏亡津液大便因鞕也

脈浮而芤浮為陽芤為陰浮芤相搏胃氣生熱其陽則絶

趺陽脈浮而濇浮則胃氣强濇則小便數浮數相搏大便則鞕其脾為約麻子仁丸主之

麻子仁丸方

麻子仁（二升）　芍藥（半斤）　枳實（半斤炙）　大黃（一斤去皮）

厚朴（一尺炙）　杏仁（一升去皮尖）

右六味蜜為丸如梧桐子大飲服十九日三服漸加以知為度

太陽病二日發汗不解蒸蒸發熱者屬陽明也調胃承氣湯主之

傷寒吐後腹脹滿者與調胃承氣湯

太陽病若吐若下若發汗後微煩小便數大便因鞕者與小承氣湯和之愈

得病二三日脈弱無太陽柴胡證煩躁心下鞕至四五日雖能食以小承氣湯少少與微和之令小安至六日與小承氣湯一升若不大便六七日小便少者雖不大便但初頭鞕後必溏未定成鞕攻之必溏須小便利屎定鞕乃可攻之宜大承氣湯

傷寒六七日目中不了了睛不和無表裏證大便難身微熱者此為實也急下之宜大承氣湯

陽明病發熱汗多者急下之宜大承氣湯

發汗不解腹滿痛者急下之宜大承氣湯

腹滿不減減不足言當下之宜大承氣湯

陽明少陽合病必下利其脉不負者爲順也負者失也互相尅責名爲負也脉滑而數者有宿食也當下之宜大承氣湯

病人無表裏證發熱七八日雖脉浮數者可下之假令已下脉數不解合熱則消穀善飢至六七日不大便者有瘀血也宜抵當湯若脉數不解而下利不止必協熱便膿血也

傷寒發汗已身目爲黄所以然者以寒溼在裏不解故也不可汗也當於寒溼中求之

傷寒七八日身黄如橘子色小便不利腹微滿者

茵陳蒿湯主之

傷寒身黃發熱者梔子蘗皮湯主之

梔子蘗皮湯方

梔子十五枚擘 甘草一兩炙 黃蘗二兩

右三味以水四升煮取一升半去滓分溫再服

傷寒瘀熱在裏其身必黃麻黃連軺赤小豆湯主之

麻黃連軺赤小豆湯方

麻黃二兩 連軺二兩 杏仁四十枚去皮尖 赤小豆一升

大棗十二枚 生梓白皮一斤切 生薑二兩切 甘草二兩炙

右八味以潦水一斗先煮麻黄再沸去上沫内諸藥煮取三升去滓分温三服半日服盡

陽明病身熱不能食食則頭眩心胸不安久久發黄此名穀癉茵陳蒿湯主之

陽明病身熱發黄心中懊憹或熱痛因於酒食者此名酒癉梔子大黄湯主之

梔子大黄湯方

梔子十四枚　大黄一兩　枳實五枚　豉一升

右四味以水六升煮取三升去滓温服一升日三服

陽明病身黃津液枯燥色暗不明者此熱入於血分也豬膏髮煎主之

豬膏髮煎方

豬膏半斤　亂髮如雞子大三枚

右二味和膏煎之髮消藥成分再服病從小便出

黃癉腹滿小便不利而赤自汗出此為表和裏實當下之宜大黃消石湯

大黃消石湯方

大黃四兩　黃蘗四兩　芒消四兩　梔子十五枚

右四味以水六升先煮三味取二升去滓內消

更煮取一升頓服

諸黃腹痛而嘔者宜大柴胡湯

大柴胡湯方見太陽病中

黃病小便色不變自利腹滿而喘者不可除熱除

熱必噦噦者小半夏湯主之

諸黃家但利其小便五苓散加茵陳蒿主之假令

脈浮當以汗解者宜桂枝加黃耆湯

五苓散加茵陳蒿方

即五苓散加茵陳蒿十分同末

桂枝加黄耆湯方

桂枝三兩　芍藥三兩　甘草二兩炙　生薑三兩切

大棗十二枚　黄耆二兩

右六味，以水八升，煮取三升，去滓，温服一升，日三服。

諸黄，小便自利者，當以虚勞法，小建中湯主之。

小建中湯方見太陽病中

陽明病，腹滿，小便不利，舌萎黄燥，不得眠者，此屬黄家。

黄癉病，當以十八日為期，治之十日以上差，反劇

者爲難治

夫病脈沉渴欲飲水小便不利者後必發黄

趺陽脈微而弦法當腹滿若不滿者必大便難兩胠疼痛此爲虚寒當温之宜吳茱萸湯

夫病人腹痛繞臍此爲陽明風冷穀氣不行若反下之其氣必衝若不衝者心下則痞當温之宜理中湯

理中湯方見霍亂

陽明病發熱十餘日脈浮而數腹滿飲食如故者厚朴七物湯主之

厚朴七物湯方

厚朴半斤　甘草三兩　大黄三兩　枳實五枚

桂枝二兩　生薑五兩　大棗十枚

右七味以水一斗煮取四升去滓温服八合日三服

陽明病腹中切痛雷鳴逆滿嘔吐者此虚寒也附子粳米湯主之

附子粳米湯方

附子一枚炮　半夏半升　甘草一兩　大棗十枚

粳米半升

右五味以水八升煮米熟湯成去滓溫服一升日三服

陽明病腹中寒痛嘔不能食有物突起如見頭足痛不可近者大建中湯主之

大建中湯方

蜀椒二合去目汗　乾薑四兩　人參一兩　膠飴一升

右四味以水四升先煮三味取二升去滓內膠飴微火煮取一升半分溫再服如一炊頃可飲粥二升後更服當一日食糜粥溫覆之

陽明病腹滿脇下偏痛發熱其脈弦緊者當以溫

藥下之宜大黄附子細辛湯

大黄附子細辛湯方

大黄三兩　附子三兩　細辛二兩

右三味以水五升煮取二升去滓分温三服一服後如人行四五里再進一服

問曰陽明宿食何以別之師曰寸口脈浮而大按之反濇尺中亦微而濇故知其有宿食也大承氣湯主之

寸口脈數而滑者此爲有宿食也

下利不欲食者此爲有宿食也

脉緊如轉索此為有宿食也

脉緊腹中痛惡風寒者此為有宿食也

宿食在上脘者法當吐之宜瓜蔕散

瓜蔕散方見太陽病下

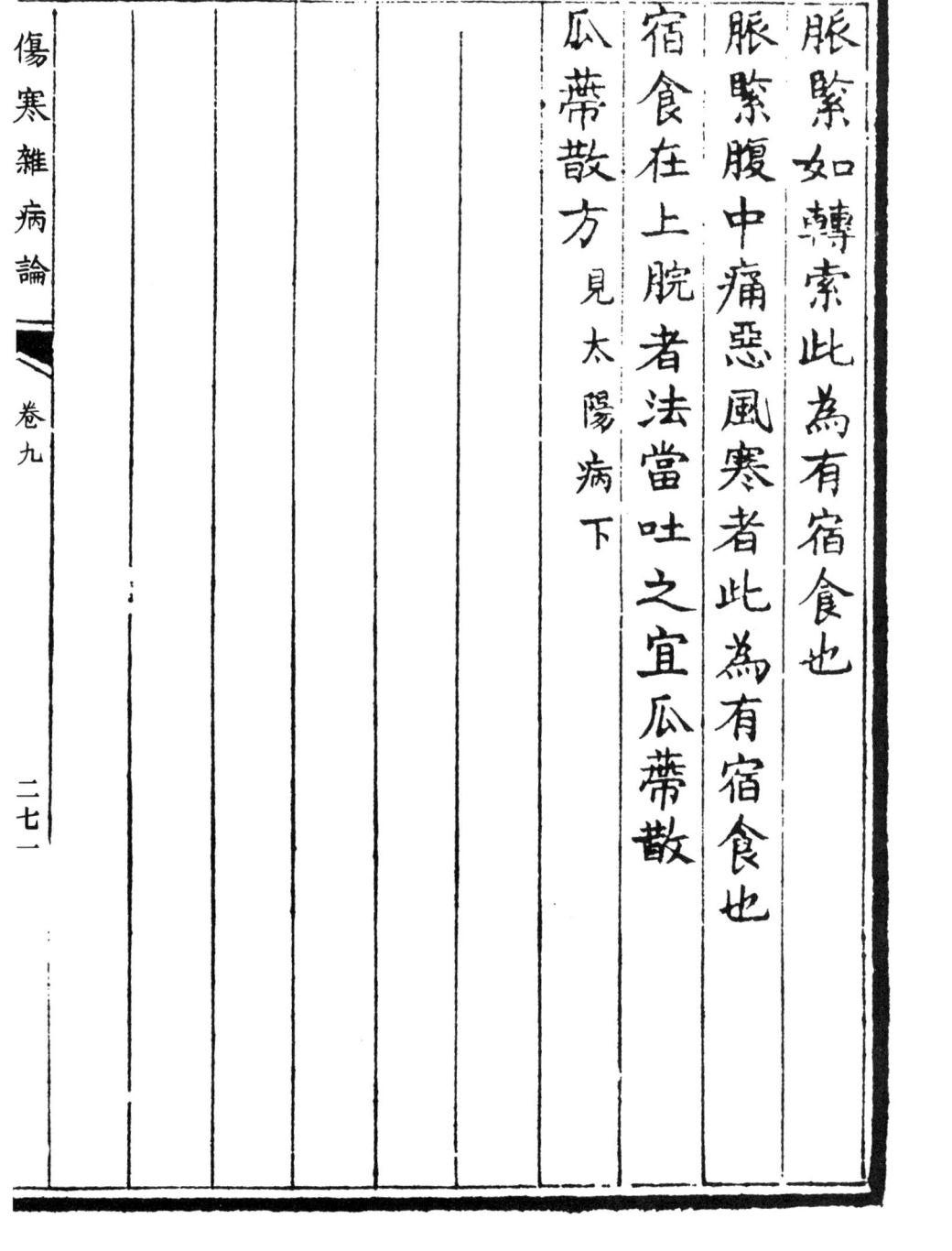

傷寒雜病論卷十

漢長沙太守南陽張機仲景述

長安黃維翰竹齋校

辨少陽病脈證并治

少陽之為病口苦咽乾目眩是也

少陽中風兩耳無所聞目赤胸中滿而煩者不可吐下吐下則悸而驚

傷寒脈弦細頭痛發熱者屬少陽不可發汗發汗則譫語煩躁此屬胃不和也和之則愈

本太陽病不解轉入少陽者脇下鞕滿乾嘔不能

食往來寒熱脈沉弦者不可吐下與小柴胡湯

小柴胡湯方見太陽病中

少陽病氣上逆令脇下痛甚則嘔逆此為膽氣不降也柴胡芍藥枳實甘草湯主之

柴胡芍藥枳實甘草湯方見傷風病

若以吐下發汗溫鍼讝語柴胡湯證罷者此為壞證知犯何逆以法救之柴胡湯不中與也

三陽合病脈浮大上關上但欲眠睡目合則汗此上焦不通故也宜小柴胡湯

傷寒四五日無大熱其人煩躁者此為陽去入陰

故也

傷寒三日三陽爲盡三陰當受邪其人反能食而不嘔者此爲三陰不受邪也

傷寒三日少陽脈小者爲欲已也

少陽病欲解時從寅至辰上

辨太陰病脈證并治

太陰之爲病腹滿而吐食不下自利益甚時腹自痛若下之必胸下結鞕

太陰中風四肢煩疼陽微陰濇而長者爲欲愈

太陰病脈浮者可發汗宜桂枝湯

桂枝湯方見太陽病上

自利不渴者屬太陰以其藏有寒故也當溫之宜服理中四逆輩

傷寒脈浮而緩手足自溫者繫在太陰太陰當發身黄若小便自利者不能發黄至七八日雖暴煩下利日十餘行必自止以脾家實腐穢當去故也

本太陽病醫反下之因爾時滿時痛者屬太陰也桂枝加芍藥湯主之大實痛者桂枝加大黄湯主之

桂枝加芍藥湯方

桂枝三兩 芍藥六兩 甘草二兩炙 生薑三兩切

大棗十二枚擘

右五味以水七升煮取三升去滓温分三服

桂枝加大黄湯方

桂枝三兩 大黄二兩 芍藥六兩 甘草二兩炙

生薑三兩切 大棗十二枚擘

右六味以水七升煮取三升去滓温服一升日

三服

太陰病脈弱其人續自便利設當行大黄芍藥者

宜減之以其人胃氣弱易動故也

太陰病大便反鞕腹中脹滿者此脾氣不轉也宜白朮枳實乾薑白蜜湯若不脹滿反短氣者黃耆五物湯加乾薑半夏主之

白朮枳實乾薑白蜜湯方

白朮三兩　枳實一兩半　乾薑一兩　白蜜二兩

右四味以水六升先煮三味去滓取三升内白蜜烊消温服一升日三服

黃耆五物加乾薑半夏湯方

黃耆三兩　桂枝三兩　芍藥三兩　生薑六兩切

大棗十二枚擘　乾薑三兩　半夏半升洗

右七味以水一升煮取五升去滓再煎取三升
分温三服
太陰病渴欲飲水飲水即吐者此爲水在膈上宜
半夏茯苓湯
半夏茯苓湯方
半夏一升 茯苓四兩 澤瀉二兩 乾薑一兩
右四味以水四升煮取三升去滓分温再服小
便利則愈
太陰病下利口渴脈虚而微數者此津液傷也宜
人參白朮芍藥甘草湯

人參白朮芍藥甘草湯方

人參三兩　白朮三兩　芍藥二兩　甘草二兩炙

右四味，以水五升，煮取三升，去滓，溫服一升，日三服。

太陰病，不下利吐逆，但苦腹大而脹者，此脾氣實也，厚朴四物湯主之。

厚朴四物湯方

厚朴二兩炙　枳實三枚炙　半夏半升洗　橘皮一兩

右四味，以水五升，煮取三升，去滓，溫服一升，日三服。

太陰病不吐不滿但遺矢無度者虛故也理中加黃耆湯主之

理中加黃耆湯方

人參三兩 白朮三兩 乾薑三兩 甘草三兩炙 黃耆三兩

右五味以水八升煮取三升去滓温服一升日三服

太陰病欲吐不吐下利時甚時疏脈浮濇者桂枝去芍藥加茯苓白朮湯主之

桂枝去芍藥加茯苓白朮湯方

桂枝三兩　甘草二兩炙　茯苓三兩　白朮三兩

生薑三兩切　大棗十二枚擘

右六味以水八升煮取三升去滓溫服一升日三服

太陰病吐逆腹中冷痛雷鳴下利脈沉緊者小柴胡加茯苓白朮湯主之

小柴胡加茯苓白朮湯方

柴胡半斤　黃芩三兩　人參三兩　半夏半升洗

甘草三兩炙　生薑三兩切　大棗十二枚擘　茯苓三兩

白朮三兩

右九味以水一斗二升煮取六升去滓再煎取
三升温服一升日三服
太陰病有宿食脈滑而實者可下之宜承氣輩若
大便溏者宜厚朴枳實白朮甘草湯
厚朴枳實白朮甘草湯方
厚朴三兩 枳實三兩 白朮二兩 甘草二兩
右四味以水六升煮取三升去滓温服一升日
三服
太陰病欲解時從亥至丑上

傷寒雜病論卷十一

漢長沙太守南陽張機仲景述

長安黃維翰竹齋校

辨少陰病脈證并治

少陰之為病脈微細但欲寐也

少陰病欲吐不吐心煩但欲寐五六日自利而渴者屬少陰也虛故飲水自救若小便色白者少陰病形悉具小便白者以下焦虛寒不能制水故令色白也

病人脈陰陽俱緊反汗出者亡陽也此屬少陰法

當咽痛而復吐利

少陰病欬而下利讝語者被火氣刧故也小便必難以强責少陰汗也

少陰病脉細沉數病為在裏不可發汗

少陰病脉微不可發汗亡陽故也陽已虚尺脉弱濇者復不可下之

少陰病脉緊至七八日自下利脉暴微手足反温脉緊反去者為欲解也雖煩下利必自愈

少陰病下利若利自止惡寒而踡卧手足温者可治

少陰病惡寒而踡時自煩欲去衣被者可治

少陰中風脈陽微陰浮者為欲愈

少陰病欲解時從子至寅上

少陰病吐利手足不逆冷反發熱者不死脈不至者灸少陰七壯

少陰病八九日一身手足盡熱者以熱在膀胱必便血也

少陰病但厥無汗而强發之必動其血未知從何道而出或從口鼻或從耳出者是名下厥上竭為難治

少陰病惡寒身踡而利手足厥冷者不治

少陰病吐利躁煩四逆者死

少陰病下利止而頭眩時時自冒者死

少陰病四逆惡寒而身踡脈不至心煩而躁者死

少陰病六七日息高者死

少陰病脈微細沉但欲卧汗出不煩自欲吐至五六日自利復煩躁不得卧寐者死

少陰病始得之反發熱脈沉者麻黃附子細辛湯主之

麻黃附子細辛湯方

麻黄二兩 附子一枚炮去皮破八片 細辛二兩

右三味以水一斗先煑麻黄減二升去上沫内

諸藥煑取三升去滓温服一升日三服

少陰病得之二三日麻黄附子甘草湯微發汗以

二三日無裏證故微發汗也

麻黄附子甘草湯方

麻黄二兩 附子一枚炮去皮破八片 甘草二兩炙

右三味以水七升先煑麻黄一二沸去上沫内

諸藥煑取三升去滓温服一升日三服

少陰病得之二三日以上心中煩不得卧者黄連

阿膠湯主之

黄連阿膠湯方

黄連四兩　黄芩二兩　芍藥二兩　阿膠三兩

雞子黄二枚

右五味以水六升先煮三味取二升去滓内膠烊盡小冷内雞子黄攪令相得温服七合日三服

少陰病得之一二日口中和其背惡寒者當灸之附子湯主之

附子湯方

附子二枚炮去皮破八片　茯苓三兩　人參二兩　白朮四兩
芍藥三兩

右五味以水八升煮取三升去滓溫服一升日三服

少陰病身體痛手足寒骨節痛脈沉者附子湯主之

少陰病脈微而弱身痛如掣者此榮衛不和故也當歸四逆湯主之

當歸四逆湯方

當歸三兩　芍藥三兩　桂枝三兩　細辛三兩

木通三兩　甘草二兩炙　大棗二十五枚擘

右七味以水八升煮取三升去滓温服一升日三服

少陰病下利便膿血者桃花湯主之

桃花湯方

赤石脂一斤一半全用一半篩末　乾薑一兩　粳米一升

右三味以水七升煮米令熟去滓温服七合内赤石脂末方寸匕日三服若一服愈餘勿服

少陰病二三日至四五日腹痛小便不利下利不止便膿血者桃花湯主之

少陰病下利便膿血者可刺足陽明

少陰病吐利手足逆冷煩躁欲死者吴茱萸湯主之

吴茱萸湯方見陽明病

少陰病下利咽痛胸滿心煩者豬膚湯主之

豬膚湯方

豬膚一斤

右一味以水一斗煮取五升去滓加白蜜一升白粉五合熬香和令相得分温六服白粉即米粉

少陰病二三日咽中痛者可與甘草湯不差與桔

梗湯

甘草湯方

甘草二兩

右一味以水三升煮取一升半去滓温服七合

日二服

桔梗湯方

桔梗一兩　甘草二兩

右二味以水三升煮取一升去滓温分再服

少陰病咽中傷生瘡痛引喉旁不能語言聲不出

者苦酒湯主之

苦酒湯方

半夏（洗破如棗核十四枚） 雞子（一枚去黄内上苦酒著雞子殻中）

右二味内半夏著苦酒中以雞子殻置刀環中安火上令三沸去滓少少含嚥之不差更作三劑

少陰病咽中痛脈反浮者半夏散及湯主之

半夏散方

半夏（洗） 桂枝 甘草（炙）

右三味等分各别擣篩已合治之白飲和服方寸七日三服若不能散服者以水一升煎七沸

内散兩方寸匕更煎三沸下火令小冷少少嚥之

少陰病下利白通湯主之

白通湯方

葱白四莖　乾薑一兩　附子一枚生用去皮破八片

右三味以水三升煮取一升去滓分溫再服

少陰病下利脈微者與白通湯利不止厥逆無脈乾嘔煩者白通加豬膽汁湯主之服湯後脈暴出者死微續者生

白通加豬膽汁湯方

葱白四莖　乾薑一兩　附子一枚生用去皮破八片

人尿五合　豬膽汁一合

右五味以水五升先煮三物取一升去滓内人尿豬膽汁和令相得分温再服若無膽汁亦可用

少陰病二三日不已至四五日腹痛小便不利四肢沉重疼痛自下利者此爲有水氣其人或欬或小便不利或下利或嘔者真武湯主之

真武湯方

茯苓三兩　芍藥三兩　白朮二兩　生薑三兩切

附子一枚炮去皮破八片

右五味以水八升煮取三升去滓温服七合日三服　若欬者加五味子半升細辛乾薑各一兩若小便不利者加茯苓一兩若下利者去芍藥加乾薑二兩若嘔者去附子加生薑足前成半斤

少陰病下利清穀裏寒外熱手足厥逆脈微欲絶身反不惡寒其人面色赤或腹痛或乾嘔或咽痛或利止脈不出者通脈四逆湯主之

通脈四逆湯方

甘草二兩炙　附子大者一枚生用去皮破八片　乾薑三兩

人參一兩

右四味以水三升煮取一升二合去滓分溫再服其脈即出者愈　面色赤者加葱九莖腹中痛者去葱加芍藥二兩嘔者加生薑二兩咽痛者去芍藥加桔梗一兩利止脈不出者去桔梗加人參二兩

少陰病四逆其人或欬或悸或小便不利或腹中痛或泄利下重者四逆散主之

四逆散方

甘草二兩炙　附子一枚大者　乾薑一兩半　人參二兩

右四味擣篩白飲和服方寸匕　欬者去人參加五味子乾薑各五分并主下利悸者加桂枝五分小便不利者加茯苓五分泄利下重者先以水五升煮薤白三兩取三升去滓以散三方寸匕内湯中煮取一升半分温再服

少陰病下利六七日欬而嘔渴心煩不得眠者豬苓湯主之

豬苓湯方見陽明病

少陰病得之二三日口燥咽乾者急下之宜大承

氣湯

大承氣湯方見陽明病

少陰病自利清水色純青心下必痛口乾燥者可下之宜大承氣湯

少陰病六七日腹脹不大便者急下之宜大承氣湯

少陰病脈沉者急温之宜四逆湯

四逆湯方見太陽病上

少陰病飲食入口即吐或心中温温欲吐復不能吐始得之手足寒脈弦遲者此胸中實不可下也

當吐之若膈上有寒飲乾嘔者不可吐也當溫之宜四逆湯

少陰病下利脈微濇嘔而汗出必數更衣反少者當溫其上灸之

辨厥陰病脈證并治

厥陰之為病消渴氣上撞心心中疼熱飢而不欲食食則吐蚘下之利不止

厥陰中風脈微浮為欲愈不浮為未愈

厥陰欲解時從丑至卯上

厥陰病渴欲飲水者少少與之愈

諸四逆厥者，不可下之，虛家亦然。
傷寒先厥後發熱而利者，必自止，見厥復利。
傷寒始發熱六日，厥反九日而利，凡厥利者當不能食，今反能食者，恐為除中。食以索餅，不發熱者，知胃氣尚在，必愈。恐暴熱來出而復去也。後日脈之，其熱續在者，期之旦日夜半愈。所以然者，本發熱六日，厥反九日，復發熱三日，并前六日，亦為九日，與厥相應，故期之旦日夜半愈。後三日脈之，而脈數，其熱不罷者，此為熱氣有餘，必發癰膿也。
傷寒六七日脈遲，而反與黃芩湯徹其熱。脈遲為

寒今與黄芩湯復除其熱腹中應冷今反能食此名除中必死

傷寒先厥後發熱下利必自止而反汗出咽中痛者其喉為痹發熱無汗而利必自止若不止必便膿血便膿血者其喉不痹

傷寒一二日至四五日厥者必發熱前熱者後必厥厥深者熱亦深厥微者熱亦微厥應下之而反發汗者必口傷爛赤

傷寒病厥五日熱亦五日設六日當復厥不厥者自愈厥終不過五日以熱五日知自愈

凡厥者陰陽氣不相順接便為厥厥者手足逆冷是也

傷寒脈微而厥至七八日膚冷其人躁無暫安時者此為藏厥非蚘厥也蚘厥者其人當吐蚘令病者靜而復時煩此為藏寒蚘上入其膈故煩須臾復止得食而嘔又煩者蚘聞食臭出其人當自吐蚘蚘厥者烏梅丸主之又主久利

烏梅丸方

烏梅三百枚　細辛六兩　乾薑十兩　黃連十六兩

當歸四兩　附子六兩炮去皮　蜀椒四兩出汗　桂枝六兩去皮

人參六兩　黄蘗六兩

右十味異擣篩合治之以苦酒漬烏梅一宿去核蒸之五斗米下飯熟擣成泥和藥令相得内臼中與蜜杵二千下丸如梧桐子大先食飲服十丸日三服稍加至二十丸禁生冷滑物臭食等

傷寒熱少微厥指頭寒嘿嘿不欲食煩躁數日小便利色白者此熱除也欲得食其病爲愈若厥而嘔胸脇煩滿者其後必便血

病者手足厥冷不結胸小腹滿按之痛者此冷結

在膀胱關元也
傷寒發熱四日厥反三日復熱四日厥少熱多者其病當愈四日至七日熱不除者必便膿血
傷寒厥四日熱反三日復厥五日其病為進寒多熱少陽氣退故為進也
傷寒六七日脈微手足厥冷煩躁灸厥陰厥不還者死
傷寒發熱下利厥逆躁不得卧者死
傷寒發熱下利至甚厥不止者死
傷寒六七日不利便發熱而利其人汗出不止者

死有陰無陽故也

傷寒五六日不結胸腹濡脈虛復厥者不可下也此為亡血下之則死

傷寒發熱而厥七日下利者為難治

傷寒脈促手足厥逆不可灸之

傷寒脈滑而厥者裏有熱也白虎湯主之

傷寒手足厥逆脈細欲絕者當歸四逆加人參附子湯主之若其人內有久寒者當歸四逆加吳茱萸生薑附子湯主之

當歸四逆加人參附子湯方

當歸三兩　桂枝三兩去皮　芍藥三兩　細辛三兩
甘草二兩炙　木通二兩　大棗二十五枚擘　人參三兩
附子一枚炮去皮破八片
右九味以水八升煮取三升去滓温服一升日
三服
當歸四逆加吳茱萸生薑附子湯方
吳茱萸二升　生薑半斤　附子一枚炮去皮破八片
當歸三兩　桂枝三兩去皮　芍藥三兩　細辛三兩
甘草二兩炙　木通二兩　大棗二十五枚擘
右十味以水六升清酒六升和煮取三升温服

一升日三服

大汗出熱不去內拘急四肢疼復下利厥逆而惡寒者四逆湯主之

四逆湯方見太陽病上

大汗若大下利而厥逆冷者四逆湯主之

病人手足厥冷脈乍緊者邪結在胸中心下滿而煩飢不能食者病在胸中當須吐之宜瓜蔕散

瓜蔕散方見太陽病下

傷寒厥而心下悸者宜先治水當服茯苓甘草湯卻治其厥不爾水漬入胃必作利也

茯苓甘草湯方見太陽病中

傷寒六七日大下後寸脈沉而遲手足厥逆下部脈不至咽喉不利唾膿血泄利不止者為難治人參附子湯主之不差復以人參乾薑湯與之

人參附子湯方

人參二兩　附子一枚　乾薑炮二兩　半夏半斤

阿膠二兩　柏葉三兩

右六味以水六升煮取二升去滓內膠烊消温服一升日再服

人參乾薑湯方

人參二兩　附子一枚　乾薑三兩　桂枝二兩去皮

甘草二兩炙

右五味以水二升煮取一升去滓溫頓服之

傷寒四五日腹中痛若轉氣下趨少腹者此欲自利也

傷寒本自寒下醫復吐下之寒格更逆吐下麻黃升麻湯主之若食入口卽吐乾薑黃芩黃連人參湯主之

麻黃升麻湯方

麻黃二兩半去節　升麻一兩　知母一兩　黃芩一兩半

桂枝二兩 白朮一兩 甘草一兩炙

右七味以水一斗先煮麻黄去上沫内諸藥煮取三升去滓温服一升日三服

乾薑黄芩黄連人參湯方

乾薑三兩 黄芩三兩 黄連三兩 人參三兩

右四味以水六升煮取二升去滓分温再服

下利有微熱而渴脈弱者令自愈

下利脈數有微熱汗出者為欲愈脈緊者為未解

下利手足厥逆無脈者灸之不温若脈不還反微喘者死少陰負趺陽者為順也

下利寸脈反浮數尺中自濇者必圊膿血柏葉阿膠湯主之

柏葉阿膠湯方

柏葉三兩 阿膠二兩 乾薑二兩炮 牡丹皮三兩

右四味以水三升先煮三味取二升去滓內膠烊消溫服一升日再服

下利清穀不可攻表汗出必脹滿

下利脈沉弦者下重也脈大者為未止脈微弱數者為欲自止雖發熱不死

下利脈沉而遲其人面少赤身有微熱下利清穀

者必鬱冒汗出而解病人必微厥所以然者其面戴陽下虛故也

下利脈數而渴者令自愈設不差必清膿血以有熱故也

下利後脈絶手足厥冷晬時脈還手足溫者生脈不還者死

傷寒下利日十餘行脈反實者死

下利清穀裏寒外熱汗出而厥者通脈四逆湯主之

通脈四逆湯方見少陰病

熱利下重者白頭翁湯主之

白頭翁湯方

白頭翁二兩　黃連　黃蘗　秦皮各三兩

右四味以水七升煮取二升去滓溫服一升不愈更服一升

下利其人虛極者白頭翁加阿膠甘草湯主之

白頭翁加阿膠甘草湯方

白頭翁二兩　甘草二兩　阿膠二兩　黃連三兩　黃蘗三兩　秦皮三兩

右六味以水七升煮取二升半去滓內膠烊消

分温三服

下利腹脹滿身體疼痛者先温其裏乃攻其表温裏宜四逆湯攻表宜桂枝湯

下利欲飲水者以有熱故也白頭翁湯主之

下利讝語者有燥屎也宜小承氣湯

下利後更煩按之心下濡者爲虛煩也宜梔子豉湯

梔子豉湯方見太陽病中

下利腹痛若胸痛者紫參湯主之

紫參湯方

紫參半斤　甘草三兩

右二味以水五升先煮紫參取二升內甘草煮取一升半分溫再服

氣利訶黎勒散主之

訶黎勒散方

訶黎勒十枚煨

右一味為散粥飲和頓服之

嘔家有癰膿者不可治嘔膿盡自愈

嘔而胸滿者吳茱萸湯主之

吳茱萸湯方見陽明病

乾嘔吐涎沫頭痛者吳茱萸湯主之

嘔而發熱者小柴胡湯主之

嘔而脈弱小便復利身有微熱見厥者難治四逆湯主之

乾嘔吐逆吐涎沫半夏乾薑散主之

半夏乾薑散方

半夏　乾薑各等分

右二味杵為散取方寸匕漿水一升半煮取七合頓服之

傷寒大吐大下之極虛復極汗者以其人外氣怫

鬱復與之水以發其汗因得噦所以然者胃中寒冷故也

傷寒噦而腹滿視其前後知何部不利利之則愈

病人胸中似喘不喘似嘔不嘔似噦不噦徹心中憒憒然無奈者生薑半夏湯主之

生薑半夏湯方

生薑一斤　半夏半升

右二味以水三升先煮半夏取二升內生薑汁煮取一升小冷分四服日三夜一嘔止停後服

乾嘔噦若手足厥者橘皮湯主之

橘皮湯方

橘皮四兩　生薑半斤

右二味以水七升煮取三升溫服一升下咽即愈

噦逆其人虛者橘皮竹茹湯主之

橘皮竹茹湯方

橘皮二斤　竹茹二升　人參一兩　甘草五兩

生薑半斤　大棗三十枚

右六味以水一斗煮取三升溫服一升日三服

諸嘔穀不得下者小半夏湯主之

小半夏湯方

半夏一升　生薑半斤

右二味，以水七升，煮取一升半，分温再服

便膿血相傳為病，此名瘦利。其原因於夏而發於秋，熱燥相搏，遂傷氣血，流於腸間，其後乃重，脹洪變數，黃連茯苓湯主之

黃連茯苓湯方

黃連二兩　茯苓三兩　阿膠一兩半　芍藥三兩

黃芩三兩　半夏一升

右六味，以水一斗，先煮五味，取三升，去滓，内膠

烊消分温三服　若胸中熱甚者加黄連一兩合前成三兩腹滿者加厚朴二兩虚者加甘草二兩渴者去半夏加栝樓根二兩

病人嘔吐涎沫心痛若腹痛發作有時其脉反洪大者此蟲之為病也甘草粉蜜湯主之

甘草粉蜜湯方

甘草二兩　白粉一兩即鉛粉　蜜四兩

右三味以水三升先煮甘草取二升去滓内粉蜜攪令和煎如薄粥温服一升差止後服

厥陰病脉弦而緊弦則衛氣不行緊則不欲食邪

正相搏即為寒疝繞臍而痛手足厥冷是其候也脈沉緊者大烏頭煎主之

大烏頭煎方

烏頭大者五枚熬去皮

右一味以水三升煮取一升去滓內蜜二升煎令水氣盡取二升强人服七合弱人服五合不差明日更服

寒疝腹中痛若脇痛裏急者當歸生薑羊肉湯主之

當歸生薑羊肉湯方

當歸三兩　生薑五兩　羊肉一斤

右三味以水八升煮取三升温服七合日三服

寒多者加生薑成一斤痛多而嘔者加橘皮二兩白朮一兩加生薑者亦加水五升煮取三升分温三服

寒疝腹中痛手足不仁若逆冷若身疼痛灸刺諸藥不能治者烏頭桂枝湯主之

烏頭桂枝湯方

烏頭五枚

右一味以蜜二升煮減半去滓以桂枝湯五合

解之令得一升初服二合不知即服三合又不知加至五合其知者如醉狀得吐者為中病

病人睪丸偏有大小時有上下此為狐疝宜先刺厥陰之俞後與蜘蛛散

蜘蛛散方

蜘蛛十四枚熬　桂枝一兩

右二味為散以白飲和服方寸匕日再服蜜丸亦可

寸口脈浮而遲浮則為虛遲則為勞虛則衛氣不足勞則榮氣竭趺陽脈浮而數浮則為氣數則消

穀而大堅氣盛則溲數溲數則堅堅數相搏即為

消渴

消渴小便多飲一斗小便亦一斗者腎氣丸主之

腎氣丸方見虛勞

消渴脈浮有微熱小便不利者五苓散主之

消渴欲飲水胃反而吐者茯苓澤瀉湯主之

茯苓澤瀉湯方

茯苓半斤　澤瀉四兩　甘草二兩　桂枝二兩

白朮三兩　生薑四兩

右六味以水一斗煮取三升去滓溫服一升日

三服

消渴欲得水而貪飲不休者文蛤湯主之

文蛤湯方

文蛤五兩　麻黃三兩　甘草三兩　生薑三兩

石膏五兩　杏仁五十枚　大棗十二枚

右七味以水六升煮取二升去滓温服一升汗出即愈若不汗再服

小便痛閟下如粟狀少腹弦急痛引臍中其名曰淋此熱結在下焦也小柴胡加茯苓湯主之

小柴胡加茯苓湯方

即小柴胡湯加茯苓四兩煎服法同

傷寒雜病論卷十二

漢長沙太守南陽張機仲景述
長安黃維翰竹齋校

辨霍亂吐利病脈證并治

問曰病有霍亂者何答曰嘔吐而利此名霍亂

師曰霍亂屬太陰霍亂必吐利吐利不必盡霍亂霍亂者由寒熱雜合混亂於中也熱氣上逆故吐寒氣下注故利其有飲食不節壅滯於中上者竟上則吐下者竟下則利此名吐利非霍亂也

問曰病有發熱頭痛身疼惡寒吐利者此屬何病

答曰此非霍亂霍亂自吐下今惡寒身疼復更發熱故知非霍亂也

霍亂嘔吐下利無寒熱脈濡弱者理中湯主之

理中湯方

人參三兩　白朮三兩　甘草三兩　乾薑三兩

右四味以水八升煮取三升去滓溫服一升日三服

先吐後利腹中滿痛無寒熱脈濡弱而濇者此宿食也白朮茯苓半夏枳實湯主之

白朮茯苓半夏枳實湯方

白朮三兩茯苓四兩半夏一升枳實一兩半

右四味以水六升煮取三升去滓分温三服

胸中滿欲吐不吐下利時踈無寒熱腹中絞痛寸口脈弱而結者此宿食在上故也宜瓜蔕散

瓜蔕散方見太陽病中

霍亂嘔吐下利清穀手足厥冷脈沉而遲者四逆湯主之

四逆湯方見太陽病上

吐利發熱脈濡弱而大者白朮石膏半夏乾薑湯主之

白朮石膏半夏乾薑湯方

白朮三兩　石膏半斤　半夏半升　乾薑二兩

右四味，以水六升，煮取三升，去滓，分溫三服。口渴者，加人參二兩，黃連一兩。

嘔吐甚則蚘出，下利時密時疏，身微熱，手足厥冷，面色青，脈沉弦而緊者，四逆加吳茱萸黃連湯主之。

四逆加吳茱萸黃連湯方

附子一枚，生用，去皮，破八片　乾薑一兩半　甘草二兩，炙

人參二兩　吳茱萸半升　黃連一兩

右六味以水六升煮取二升去滓温服一升日再服

霍亂吐利口渴汗出短氣脈弱而濡者理中加人參栝樓根湯主之

理中加人參栝樓根湯方

人參四兩　白朮三兩　甘草三兩　乾薑三兩

栝樓根二兩

右五味以水八升煮取三升去滓温服一升日三服

飲水即吐食穀則利脈遲而弱者理中加附子湯

主之

理中加附子湯方

人參三兩　白朮三兩　甘草三兩　乾薑三兩

附子一兩

右五味，以水八升，煮取三升，去滓，溫服一升，日三服。

腹中脹滿而痛，時時上下，痛氣上則吐，痛氣下則利，脹濡而濇者，理中湯主之。

霍亂證有虛實，因其人本有虛實，證隨本變故也。虛者脈濡而弱，宜理中湯；實者脈急而促，宜葛根

黃連黃芩甘草湯

葛根黃連黃芩甘草湯方見太陽病中

霍亂轉筋必先其時已有寒邪留於筋間傷其榮氣隨證而發脈當濡弱時一弦急厥逆者理中加附子湯主之

霍亂已頭痛發熱身疼痛熱多欲飲水者五苓散主之寒多不飲水者理中丸主之

五苓散方見太陽病中

理中丸方

人參三兩 乾薑三兩 甘草三兩 白朮三兩

右四味擣篩蜜和為丸如雞子黄大以沸湯數合和一丸研碎温服日三服夜二服腹中未熱可益至三四丸

傷寒其脈微濇者本是霍亂今是傷寒卻四五日至陰經上若轉入陰者必利若欲似大便而反失氣仍不利者此屬陽明也便必鞕十三日愈所以然者經盡故也

下利後便當鞕鞕則能食者愈今反不能食到後經中頗能食復過一經亦能食過之一日當愈不愈者不屬陽明也

傷寒脈微而復利利自止者亡血也四逆加人參湯主之

四逆加人參湯方

甘草二兩炙　附子一枚生用去皮破八片　乾薑一兩半

人參三兩

右四味以水三升煮取一升二合去滓分溫再服

吐利止而身痛不休者當消息和解其外宜桂枝湯

吐利汗出發熱惡寒四肢拘急手足厥冷者四逆

湯主之

既吐且利小便復利而大汗出下利清穀内寒外熱脈微欲絶者四逆湯主之

吐已下斷汗出而厥四肢拘急不解脈微欲絶者通脈四逆加豬膽汁湯主之

通脈四逆加豬膽汁湯方

甘草二兩炙　乾薑三兩　附子大者一枚生用　豬膽汁半合　人參二兩

右五味以水三升先煮四味取一升去滓内豬膽汁攪勻分溫再服

吐利後汗出脈平小煩者以新虛不勝穀氣故也

辨痓陰陽易差後勞復病脈證并治

太陽病發熱無汗而惡寒者若脈沉遲名剛痓

太陽病發熱汗出不惡寒者若脈浮數名柔痓

太陽病發熱脈沉而細者名曰痓為難治

太陽病發汗太多因致痓

風家下之則痓復發汗必拘急

瘡家不可發汗汗出則痓

病者身熱足寒頸項强急惡寒時頭熱面赤目赤

獨頭動搖卒口噤背反張者痓病也若發其汗寒

溼相得其表益虛則惡寒甚發其汗已其脈如蛇暴腹脹大者為未解其脈如故及伏弦者痓

夫痓脈按之緊而弦直上下行

痓病有灸瘡者難治

太陽病其證備身體強几几然脈反沉遲此為痓栝樓桂枝湯主之

栝樓桂枝湯方

栝樓根三兩　桂枝三兩去皮　甘草二兩炙　芍藥三兩

生薑二兩切　大棗十二枚擘

右六味以水七升微火煮取三升去滓適寒溫

服一升日三服

太陽病無汗而小便反少氣上衝胸口噤不得語欲作剛痓者葛根湯主之

葛根湯方見太陽病中

痓病手足厥冷發熱間作脣青目陷脈沉弦者風邪入厥陰也桂枝加附子當歸細辛人參乾薑湯主之

桂枝加附子當歸細辛人參乾薑湯方

桂枝三兩 芍藥三兩 甘草二兩炙 當歸四兩 細辛一兩 附子一枚炮 人參二兩 乾薑一兩炙

生薑三兩切　大棗十二枚擘

右十味，以水一斗二升，煮取四升，去滓，温服一升，日三服，夜一服。

痙病本屬太陽，若發熱汗出，脈弦而實者，轉屬陽明也，宜承氣輩與之。

痙病胸滿口噤，卧不著席，腳攣急，必𪙛齒，宜大承氣湯。

大承氣湯方見陽明病

傷寒陰陽易之為病，其人身體重，少氣，少腹裏急，或引陰中拘攣，熱上衝胸，頭重不欲舉，眼中生花，

膝脛拘急者燒裩散主之

燒裩散方

右剪取婦人中裩近隱處燒灰以水和服方寸

七日三服小便即利陰頭微腫則愈婦人病取

男子裩襠燒和服如法

大病差後勞復者枳實梔子豉湯主之若有宿食

者加大黄如博棊子大五六枚

枳實梔子豉湯方

枳實三枚炙　梔子十四枚擘　香豉一升綿裹

右三味以清漿水七升空煮取四升內枳實梔

子煮取二升内香豉更煮五六沸去滓温分再服覆令微似汗

傷寒差已後更發熱者小柴胡湯主之脉浮者以汗解之脉沉實者以下解之

大病差後從腰以下有水氣者牡蠣澤瀉散主之

牡蠣澤瀉散方

牡蠣熬　澤瀉　栝樓根　蜀漆洗去腥　葶藶熬　商陸根熬　海藻洗去腥

右七味等分異擣下篩為散更入臼中治之白飲和服方寸匕日三服小便利止後服

大病差後喜唾久不了了胸上有寒也當以丸藥溫之宜理中丸

傷寒解後虛羸少氣氣逆欲吐者竹葉石膏湯主之

竹葉石膏湯方

竹葉二把　石膏一斤　半夏半升洗　人參三兩

麥門冬一升　甘草二兩炙　粳米半升

右七味以水一斗先煮六味取六升去滓內粳米煮米熟湯成去米溫服一升日三服

大病已解而日暮微煩者以病新差人强與穀脾

胃之氣尚弱不能消穀故令微煩損穀則愈

傷寒雜病論卷十三

漢長沙太守南陽張機仲景述

長安黃維翰竹齋校

辨百合狐惑陰陽毒病脈證并治

百合病者百脈一宗悉致其病也意欲食復不能食常默默欲卧不能卧欲行不能行飲食或有美時或有不欲聞食臭時如寒無寒如熱無熱口苦小便赤諸藥不能治得藥則劇吐利如有神靈者身形如和其脈微數每溺時頭痛者六十日乃愈若溺時頭不痛淅淅然者四十日愈若溺時快然

但頭眩者二十日愈其證或未病而預見或病四五日始見或病至二十日或一月後見者各隨其證依法治之

百合病見於發汗之後者百合知母湯主之

百合知母湯方

百合七枚擘　知母三兩切

右二味先以水洗百合漬一宿當白沫出去其水另以泉水二升煮取一升去滓別以泉水二升煮知母取一升去滓後合煎取一升五合分温再服

百合病見於下之後者百合滑石代赭湯主之

百合滑石代赭湯方

百合（七枚擘） 滑石（三兩碎綿裹） 代赭石（如彈丸大一枚碎綿裹）

右三味以水先洗煮百合如前法別以泉水二升煮二味取一升去滓合和重煎取一升五合分溫再服

百合病見於吐之後者百合雞子黃湯主之

百合雞子黃湯方

百合（七枚擘） 雞子黃（一枚）

右二味先洗煮百合如前法去滓內雞子黃攪

勻頓服之

百合病不經發汗吐下病形如初者百合地黃湯主之

百合地黃湯方

百合七枚擘　地黃汁一升

右二味先洗煮百合如上法去滓內地黃汁煎取一升五合分温再服中病勿更服大便當如漆

百合病一月不解變成渴者百合洗方主之不差栝樓牡蠣散主之

百合洗方

百合一升

右一味以水一斗漬之一宿以洗身洗已食煮餅勿以鹽豉也

栝樓牡蠣散方

栝樓根　牡蠣熬各等分

右二味擣為散白飲和服方寸匕日三服

百合病變發熱者百合滑石散主之

百合滑石散方

百合一兩炙　滑石二兩

右二味為散飲服方寸七日三服當微利熱除則止後服

百合病見於陰者以陽法救之見於陽者以陰法救之見陽攻陰復發其汗此為逆見陰攻陽乃復下之此亦為逆

狐惑之為病狀如傷寒默默欲眠目不得閉臥起不安蝕於喉為惑蝕於陰為狐不欲飲食惡聞食臭其面目乍赤乍黑乍白蝕於上部則聲嗄甘草瀉心湯主之蝕於下部則咽乾苦參湯洗之蝕於肛者雄黃熏之

甘草瀉心湯方見太陽病下

苦參湯方

苦參一斤

右一味以水一斗煮取七升去滓熏洗日三次

雄黃散方

雄黃一兩

右一味為末筒瓦二枚合之內藥於中以火燒烟向肛熏之

病者脈數無熱微煩默默但欲卧汗出初得之三四日目赤如鳩眼七八日目四眥黑若能食者膿

已成也赤豆當歸散主之

赤豆當歸散方

赤小豆三升浸令芽出曝乾　當歸十兩

右二味杵為散漿水服方寸匕日三服

陽毒之為病面赤斑斑如錦紋咽喉痛唾膿血五日可治七日不可治升麻鱉甲湯主之

升麻鱉甲湯方

升麻二兩　蜀椒一兩去汗　雄黃半兩研　當歸一兩

甘草二兩　鱉甲一片炙

右六味以水四升煮取一升頓服之不差再服

取汗

陰毒之爲病面目青身痛如被杖咽喉痛五日可治七日不可治升麻鱉甲湯去雄黃蜀椒主之

升麻鱉甲去雄黃蜀椒湯方

升麻二兩　當歸一兩　甘草二兩　鱉甲一片

右四味以水二升煮取一升去滓頓服之不差再服

辨瘧病脈證并治

師曰瘧病其脈弦數者熱多寒少其脈弦遲者寒多熱少脈弦而小緊者可下之弦遲者可溫之弦

緊者可汗之鍼之灸之浮大者可吐之弦數者風發也當於少陽中求之

問曰瘧病以月一發者當以十五日愈甚者當月盡解如其不差當云何師曰此結為癥瘕必有瘧母急治之宜鼈甲煎丸

鼈甲煎丸方

鼈甲　柴胡　黄芩　大黄　牡丹皮

䗪蟲　阿膠

右七味各等分擣篩煉蜜為丸如梧桐子大每服七丸日三服清酒下不能飲者白飲亦可

师曰阴氣孤絶陽氣獨發則熱而少氣煩悗手足熱而欲嘔此名癉瘧白虎加桂枝人參湯主之

白虎加桂枝人參湯方

知母六兩 石膏一斤 甘草二兩炙 粳米二合

桂枝三兩 人參三兩

右六味以水一斗煮米熟湯成去滓温服一升日三服

瘧病其脈如平身無寒但熱骨節疼煩時作嘔此名温瘧宜白虎加桂枝湯

白虎加桂枝湯

即前方去人參一味

瘧病多寒或但寒不熱者此名牡瘧蜀漆散主之柴胡桂薑湯亦主之

蜀漆散方

蜀漆洗去腥　雲母燒二日夜　龍骨各等分

右三味杵為散未發前以漿水和服半錢七

柴胡桂薑湯方見太陽病下

辨血痹虛勞病脈證并治

問曰血痹之病從何得之師曰夫尊榮之人骨弱肌膚盛重因疲勞汗出卧不時動摇加被微風遂

得之但以脈寸口微濇關上小緊宜鍼引陽氣令脈和緊去則愈
血痹陰陽俱微或寸口關上微尺中小緊外證身體不仁如風痹狀黃耆桂枝五物湯主之
黃耆桂枝五物湯方
黃耆三兩 桂枝三兩 芍藥三兩 生薑六兩
大棗十二枚
右五味以水六升煮取二升溫服七合日三服
男子平人脈大為勞極虛亦為勞
男子面色薄者主渴及亡血卒喘悸脈浮者裏虛

也

男子脈虛沉弦無寒熱短氣裏急小便不利面色白時目瞑兼衄少腹滿此為勞使之然

勞之為病其脈浮大手足煩春夏劇秋冬差陰寒精自出痠削不能行

男子脈浮弱濇為無子精氣清冷

失精家少陰脈弦急陰頭寒目眩髮落脈極虛芤遲者為清穀亡血失精脈得諸芤動微緊者男子則失精女子則夢交桂枝龍骨牡蠣湯主之天雄散亦主之

桂枝龍骨牡蠣湯方

桂枝三兩 芍藥三兩 甘草二兩炙 生薑三兩 大棗十二枚 龍骨三兩 牡蠣三兩

右七味以水七升煮取三升去滓分温三服

天雄散方

天雄三兩炮 白朮八兩 桂枝六兩 龍骨三兩

右四味杵為散酒服半錢匕日三服不知稍增以知為度

男子平人脈虛弱細微者喜盗汗也

人年五六十其脈大者病痺俠背行若腸鳴馬刀

挾癭者皆為勞得之也其脈小沉遲者病脫氣疾行則喘喝手足逆寒者亦勞之為病也

虛勞裏急悸衄腹中痛夢失精四肢痠疼手足煩熱咽乾口燥者小建中湯主之

小建中湯方見太陽病中

虛勞裏急諸不足者黃耆建中湯主之

黃耆建中湯方

即小建中湯內加黃耆一兩半煎服法同

氣短胸滿者加生薑一兩腹滿者去大棗加茯苓一兩半大便秘結者去大棗加枳實一兩半

肺氣虛損者加半夏三兩

虛勞腰痛少腹拘急小便不利者腎氣丸主之

腎氣丸方

地黃八兩 薯蕷四兩 山茱萸四兩 澤瀉三兩

牡丹皮三兩 茯苓三兩 桂枝一兩 附子一枚炮

右八味擣篩煉蜜和丸如梧桐子大酒下十五丸漸加至二十五丸日再服不能飲者白飲下之

虛勞虛煩不得眠酸棗仁湯主之

酸棗仁湯方

酸棗仁二升　甘草一兩　知母二兩　茯苓二兩

芎藭一兩

右五味，以水八升，煮酸棗仁，得六升，内諸藥，煮取三升，去滓，溫服一升，日三服。

五勞虛極，羸瘦腹滿，不能飲食，食傷、憂傷、飲傷、房室傷、飢傷、勞傷，經絡榮衛氣傷，内有乾血，肌膚甲錯，兩目黯黑，緩中補虛，大黃䗪蟲丸主之。

大黃䗪蟲丸方

大黃十兩　黄芩二兩　甘草三兩　桃仁一升

杏仁一升　芍藥四兩　地黄十兩　乾漆一兩

蝱蟲一升　水蛭百枚　蠐螬一升　䗪蟲半升

右十二味，末之，煉蜜和丸，如小豆大，酒飲服五丸，日三服。

女勞，膀胱急，少腹滿，身盡黃，額上黑，足下熱，其腹脹如水狀，大便溏而黑，腹滿者難治，消石礬石散主之。

消石礬石散方

消石熬黃　礬石燒，各等分

右二味，為散，大麥粥汁和服方寸匕，日三服，大便黑，小便黃，是其候也。

傷寒雜病論卷十四

漢長沙太守南陽張機仲景述

長安黃維翰竹齋校

辨欬嗽水飲黃汗歷節病脈證并治

師曰欬嗽發於肺不專屬於肺病也五藏六府感受客邪皆能致欬所以然者邪氣上逆必干於肺肺為氣動發聲為欬欲知其源必察脈息為子條記傳與後賢

肺欬脈短而濇假令浮而濇知受風邪緊短而濇知受寒邪數短而濇知受熱邪急短而濇知受燥

邪濡短而濇知受溼邪此肺欬之因也其狀則喘息有音甚則唾血

心欬脈大而散假令浮大而散知受風邪緊大而散知受寒邪數大而散知受熱邪急大而散知受燥邪濡大而散知受溼邪此心欬之因也其狀則心痛喉中介介如梗甚則咽腫喉痹

肝欬脈弦而濇假令脈浮弦而濇知受風邪弦緊而濇知受寒邪弦數而濇知受熱邪弦急而濇知受燥邪弦濡而濇知受溼邪此肝欬之因也其狀則兩脇下痛甚則不可以轉轉則兩胠下滿

脾欬脈濡而濇，假令浮濡而濇知受風邪，沉濡而濇知受寒邪，數濡而濇知受熱邪，急濡而濇知受燥邪，遲濡而濇知受溼邪，此脾欬之因也。其狀右脇下痛，隱隱引背，甚則不可以動，動則欬劇。

腎欬脈沉而濡，假令沉弦而濡知受風邪，沉緊而濡知受寒邪，沉數而濡知受熱邪，沉急而濡知受燥邪，沉滯而濡知受溼邪，此腎欬之因也。其狀則肩背相引而痛，甚則欬涎。

肺欬不已則流於大腸，脈與肺同，其狀則欬而遺矢也。

心欬不已則流於小腸脹與心同其狀則欬而失氣氣與欬俱失也

肝欬不已則流於膽脹與肝同其狀則嘔苦汁也

脾欬不已則流於胃脹與脾同其狀則嘔嘔甚則長蟲出也

腎欬不已則流於膀胱脹與腎同其狀則欬而遺溺也

久欬不已則移於三焦脹隨證易其狀則欬而腹滿不欲食飲也

欬而有飲者欬不得卧卧則氣急此為實欬不能

言言則氣短此為虛欬病多端治各異法謹守其道庶可萬全

欬家其脈弦者此為有水十棗湯主之

十棗湯方見太陽病下

欬而氣逆喉中作水雞聲者射干麻黃湯主之

射干麻黃湯方

射干三兩　麻黃三兩　半夏半升　五味子半升

生薑四兩　細辛三兩　大棗七枚

右七味以水一斗二升先煮麻黃去上沫內諸藥煮取三升分溫三服

欬逆上氣時唾濁痰但坐不得眠者皁莢丸主之

皁莢丸方

皁莢八兩刮去皮酥炙

右一味末之蜜丸如梧桐子大以棗膏和湯服三丸日三服夜一服

欬而脈浮者厚朴麻黃湯主之

厚朴麻黃湯方

厚朴五兩 麻黃四兩 石膏如雞子大 杏仁半升 半夏半升 五味子半升

右六味以水一斗先煮麻黃去沫内諸藥煮取

三升去滓分温三服

欬而脈沉者澤漆湯主之

澤漆湯方

半夏半升 紫參五兩 澤漆三升 生薑五兩

人參三兩 甘草三兩炙

右六味以東流水五斗先煮澤漆取一斗五升

内諸藥煮取五升温服五合日夜服盡

欬而上氣咽喉不利脈數者麥門冬湯主之

麥門冬湯方

麥門冬七升 半夏一升 人參二兩 甘草二兩炙

粳米三合　大棗十二枚

右六味以水一斗二升煮取六升去滓温服一升日三服夜三服

欬逆倚息不得卧脉浮弦者小青龍湯主之

小青龍湯方見太陽病中

欬而胸滿振寒脉數咽乾不渴時出濁唾腥臭久久吐膿如米粥者此為肺癰桔梗湯主之

桔梗湯方見少陰病

欬而氣喘目如脱狀脉浮大者此為肺脹越婢加半夏湯主之小青龍加石膏湯亦主之

越婢加半夏湯方

麻黄六兩 石膏半斤 甘草二兩 生薑三兩

大棗十五枚 半夏半升

右六味以水六升先煮麻黄去上沫内諸藥煮

取三升分溫三服

小青龍加石膏湯方

即小青龍湯加石膏二兩

欬而氣逆喘鳴迫塞胸滿而脹一身面目浮腫鼻

出清涕不聞香臭此為肺脹葶藶大棗瀉肺湯主

之

葶藶大棗瀉肺湯方

葶藶熬令黃色搗丸如彈子大　大棗十二枚

右二味以水三升先煮大棗取二升去棗内葶藶煮取一升頓服

似欬非欬唾多涎沫其人不渴此為肺冷甘草乾薑湯主之

甘草乾薑湯方見太陽病上

欬而唾涎沫不止咽燥口渴其脈浮細而數者此為肺痿炙甘草湯主之

炙甘草湯方見太陽病下

問曰飲病奈何師曰飲病有四曰痰飲曰懸飲曰溢飲曰支飲其人素盛今瘦水走腸間瀝瀝有聲爲痰飲水流脇下欬唾引痛爲懸飲水歸四肢當汗不汗身體疼重爲溢飲水停膈下欬逆倚息短氣不得卧其形如腫爲支飲

水在心則心下堅築短氣惡水不欲飲水在肺必吐涎沫欲飲水水在脾則少氣身重水在肝則脇下支滿嚏則脇痛水在腎則心下悸

心下有留飲其人必背寒冷如掌大則脇下痛引缺盆

胸中有留飲其人必短氣而渴四肢歷節痛

夫平人食少飲多水停心下久久成病甚者則悸微者短氣脈雙弦者寒也脈偏弦者飲也

夫短氣有微飲者當從小便去之

病者脈伏其人欲自利利反快雖利心下續堅滿此為留飲甘遂半夏湯主之

甘遂半夏湯方

甘遂大者三枚　半夏十二枚　芍藥五枚　甘草如指大一枚炙

右四味以水二升煮取半升去滓以蜜半升和藥汁煎取八合頓服

心下有痰飲胸脇支滿目眩脈沉弦者茯苓桂枝白朮甘草湯主之

茯苓桂枝白朮甘草湯方 見太陽病中

懸飲內痛脈沉而弦者十棗湯主之

病溢飲者當發其汗大青龍湯主之小青龍湯亦主之

大青龍湯方 見太陽病中

膈間支飲其人喘滿心下痞堅面色黧黑其脈沉緊得之數十日醫吐下之不愈者木防己湯主之不差木防己去石膏加茯苓芒消湯主之

木防己湯方

木防己三兩　石膏雞子大二枚　桂枝二兩　人參四兩

右四味以水六升煑取二升去滓分溫再服

木防己去石膏加茯苓芒消湯方

木防己二兩　桂枝二兩　茯苓四兩　人參四兩

芒消三合

右五味以水六升煑取二升去滓內芒消再微煎分溫再服微利則愈

心下有支飲其人苦冒眩澤瀉湯主之

澤瀉湯方

澤瀉五兩　白朮二兩

右二味以水二升煮取一升分温再服

支飲胸滿者厚朴大黄湯主之

厚朴大黄湯方

厚朴八兩　大黄四兩

右二味以水五升煮取二升去滓温服一升不差再服

支飲不得息葶藶大棗瀉肺湯主之

支飲口不渴作嘔者或吐水者小半夏湯主之

小半夏湯方（注：見陽明篇）

半夏一升　生薑半斤

右二味，以水七升，煮取一升半，去滓，分溫再服。

腹滿，口舌乾燥，腸間有水氣者，防己椒目葶藶大黃丸主之。

防己椒目葶藶大黃丸方

防己　椒目　葶藶　大黃各一兩

右四味，擣篩，煉蜜為丸，如梧桐子大，先食飲服一丸，日三服。不知，稍增。

膈間有水氣，嘔吐眩悸者，小半夏加茯苓湯主之。

小半夏加茯苓湯方

半夏一升 生薑半斤 茯苓四兩

右三味以水七升煮取二升分温再服

病人臍下悸吐涎沫而頭眩者此有水也五苓散主之

五苓散方見太陽病中

師曰病有風水有皮水有正水有石水有黄汗風水其脈自浮其證骨節疼痛惡風皮水其脈亦浮其證胕腫按之没指不惡風腹如鼓不渴當發其汗正水其脈沉遲其證為喘石水其脈自沉其證腹滿不喘當利其小便黄汗其脈沉遲其證發

熱胸滿四肢頭面腫久不愈必致癰膿

脉浮而洪浮則為風洪則為氣風氣相搏風強則為癮疹身體為痒痒者為泄風久為痂癩氣強則為水難以俯仰身體洪腫汗出乃愈惡風則虛此為風水不惡風者小便通利上焦有寒其口多涎此為黃汗

寸口脉沉滑者中有水氣面目腫大有熱名曰風水其人之目窠上微腫如蠶新卧起狀其頸脉動時時欬按其手足上陷而不起者亦曰風水

太陽病脉浮而緊法當骨節疼痛今反不痛體重

而瘦其人不渴此為風水汗出即愈惡寒者此為極虛發汗得之渴而不惡寒者此為皮水身腫而冷狀如周痹胸中窒不能食反聚痛躁不得眠此為黃汗痛在骨節欬而喘不渴者此為正水其狀如腫發汗則愈然諸病此者若渴而下利小便數者皆不可發汗但當利其小便

心水為病其身重而少氣不得卧煩躁陰腫

肝水為病其腹大不能自轉側脇下痛津液微生小便續通

肺水為病其身腫小便難時時鴨溏

脾水為病其腹大四肢苦重津液不生但苦少氣小便難

腎水為病其腹大臍腫腰痛不得溺陰下溼如牛鼻上汗其足逆冷面反瘦

諸有水者腰以下腫當利小便腰以上腫當發汗乃愈

寸口脈沉而遲沉則為水遲則為寒寒水相搏脾氣衰則鶩溏胃氣衰則身腫名曰水分

少陽脈卑少陰脈細男子則小便不利婦人則經水不利名曰血分

婦人經水前斷後病水者名曰血分此病難治先病水後經水斷名曰水分此病易治水去則經自下也

寸口脈沉而數數則為出沉則為入出為陽實入為陰結趺陽脈微而弦微則無胃氣弦則不得息少陰脈沉而滑沉則在裏滑則為實沉滑相搏血結胞門其瘕不瀉經絡不通名曰血分

問曰病者苦水面目身體皆腫四肢亦腫小便不利脈之不言水反言胸中痛氣上衝咽狀如炙肉當微欬喘審如師言其脈何類師曰寸口脈沉而

緊沉為水緊為寒沉緊相搏結在關元始時尚微年盛不覺陽衰之後榮衛相干陽損陰盛結寒微動腎氣上衝咽喉塞噎脇下急痛醫以為留飲而大下之沉緊不去其病不除復重吐之胃家虛煩咽燥欲飲水小便不利水穀不化面目手足浮腫又與葶藶下水當時如小差食飲過度腫復如前胸脇苦痛象若奔豚其水揚溢則欬喘逆當先攻其衝氣令止乃治其欬欬止喘自差先治新病水當在後

水之為病其脈沉小者屬少陰為石水沉遲者屬

少陰為正水浮而惡風者為風水屬太陽浮而不惡風者為皮水屬太陽虛腫者屬氣分發其汗即已脉沉者麻黄附子甘草湯主之脉浮者麻黄加朮湯主之

麻黄附子甘草湯方見少陰病

麻黄加朮湯方見痙病

風水脉浮身重汗出惡風者防已黄耆湯主之

防已黄耆湯方見痙病

風水惡風一身悉腫脉浮不渴續自汗出無大熱者越婢湯主之

越婢湯方

麻黄六兩 石膏半斤 甘草二兩 生薑三兩

大棗十五枚

右五味以水六升先煮麻黄去上沫内諸藥煮

取三升分温三服

皮水四肢腫水氣在皮膚中四肢聶聶動者防己

茯苓湯主之

防己茯苓湯方

防己三兩 黄耆三兩 桂枝三兩 茯苓六兩

甘草二兩炙

右五味以水六升煮取三升分温三服

裏水一身面目黃腫其脈沉小便不利甘草麻黃湯主之越婢加朮湯亦主之

甘草麻黃湯方

甘草二兩 麻黃四兩

右二味以水五升先煮麻黃去上沫內甘草煮取三升去滓温服一升覆令汗出不汗再服

越婢加朮湯方

即越婢湯加白朮四兩

問曰黃汗之為病身體腫若重汗出而發熱口渴

狀如風水汗沾衣色正黃如檗汁脈自沉從何得之師曰以汗出入水中浴水從汗孔入得之宜黃耆芍藥桂枝湯

黃耆芍藥桂枝湯方

黃耆五兩　芍藥三兩　桂枝三兩

右三味以苦酒一升水七升相合煮取三升去滓溫服一升當心煩服至六七日乃解若心煩不止者以苦酒阻故也以美酒醯易之

黃汗之病兩脛自冷假令發熱此屬歷節食已汗出暮盜汗此榮氣熱也若汗出已反發熱者久久

身必甲錯若發熱不止者久久必生惡瘡若身重汗出已輒輕者久久身必瞤瞤即胸痛又從腰以上汗出以下無汗腰髖弛痛如有物在皮中狀劇則不能食身疼重煩躁小便不利此為黄汗桂枝加黄耆湯主之

桂枝加黄耆湯方

桂枝三兩　芍藥三兩　甘草二兩炙　生薑三兩切

大棗十二枚　黄耆二兩

右六味以水八升煮取三升去滓温服一升日三服

寸口脈沉而弱沉即主骨弱即主筋沉即爲腎弱即爲肝汗出入水中如水傷心歷節痛黄汗出故曰歷節

味酸則傷筋筋傷則緩名曰泄鹹則傷骨骨傷則痿名曰枯枯泄相搏名曰斷泄榮氣不通衛不獨行榮衛俱微三焦無御四屬斷絶身體羸瘦獨足腫大黄汗出兩脛熱便爲歷節

少陰脈浮而弱弱則血不足浮則爲風風血相搏即疼痛如掣

肥盛之人脈濇小短氣自汗出歷節疼不可屈伸

此皆飲酒汗出當風所致也

諸肢節疼痛身體尫羸脚腫如脫頭眩短氣溫溫欲吐者桂枝芍藥知母甘草湯主之

桂枝芍藥知母甘草湯方

桂枝三兩 芍藥三兩 知母二兩 甘草二兩

右四味以水六升煮取三升去滓溫服一升日三服

病歷節疼痛不可屈伸脈沉弱者烏頭麻黄黄耆芍藥甘草湯主之

烏頭麻黄黄耆芍藥甘草湯方

烏頭五枚切　麻黃三兩　黃耆三兩　芍藥三兩

甘草三兩

右五味先以蜜二升煮烏頭取一升去滓別以

水三升煮四味取一升去滓內蜜再煮一二沸

服七合不知盡服之

病歷節疼痛兩足腫大小便不利脈沉緊者甘草

麻黃湯主之脈沉而細數者越婢加朮湯主之

師曰寸口脈遲而濇遲則爲寒濇爲血不足趺陽

脈微而遲微則爲氣遲則爲寒胃氣不足則手足

逆冷榮衛不利則腹滿腸鳴相逐氣轉膀胱榮衛

俱勞陽氣不通即身冷陰氣不通即骨疼陽前通則惡寒陰前通則痹不仁陰陽相得其氣乃行大氣一轉寒氣乃散實則失氣虛則遺溺名曰氣分

氣分心下堅大如盤邊如旋杯桂枝甘草麻黃生薑大棗細辛附子湯主之

桂枝甘草麻黃生薑大棗細辛附子湯方

桂枝三兩 甘草二兩炙 麻黃二兩 生薑三兩切

大棗十二枚 細辛三兩 附子一枚炮

右七味以水七升先煮麻黃去沫內諸藥煮取三升分溫三服汗出即愈

水飲心下堅大如盤邊如旋杯枳實白朮湯主之

枳實白朮湯方

枳實七枚　白朮二兩

右二味以水五升煮取三升去滓分溫三服

小便不利其人有水氣若渴者栝樓瞿麥薯蕷丸主之

栝樓瞿麥薯蕷丸方

栝樓根二兩　瞿麥一兩　薯蕷三兩　附子一枚炮

茯苓三兩

右五味末之煉蜜為丸如梧子大飲服二丸日

三服不知可增至七八丸以小便利腹中温爲
知

小便不利其人有水氣在血分者滑石亂髮白魚散主之茯苓白朮戎鹽湯亦主之

滑石亂髮白魚散方

滑石一斤　亂髮一斤燒　白魚一斤

右三味杵爲散飲服方寸匕日三服

茯苓白朮戎鹽湯方

茯苓半斤　白朮二兩　戎鹽彈丸大二枚

右三味先以水一斗煮二味取三升去滓内戎

鹽更上微火一二沸化之分温三服

傷寒雜病論卷十五

漢長沙太守南陽張機仲景述

長安黃維翰竹齋校

辨瘀血吐血下血瘡癰病脈證并治

病人胸滿脣痿舌青口燥但欲漱水不欲嚥無寒熱脈微大來遲腹不滿其人言我滿此為有瘀血

病人如有熱狀煩滿口乾燥而渴其脈反無熱此為陰伏是瘀血也當下之宜下瘀血湯

下瘀血湯方

大黃三兩　桃仁二十枚　䗪蟲二十枚去足

右三味末之煉蜜和丸以酒一升水一升煮取八合頓服之血下如豚肝愈

膈間停留瘀血若吐血色黑者桔梗湯主之

桔梗湯方見少陰病

吐血不止者柏葉湯主之黃土湯亦主之

柏葉湯方

柏葉三兩　乾薑三兩　艾葉三把

右三味以水五升取馬通汁一升合煮取一升分溫再服

黃土湯方

竈中黃土半斤 甘草三兩 地黃三兩 白朮三兩

附子炮三兩 阿膠三兩 黃芩三兩

右七味以水八升煮取三升分溫三服

心氣不足吐血若衄血者瀉心湯主之

瀉心湯方

大黃二兩 黃連一兩

右二味以水三升煮取一升去滓頓服之

下血先便而後血者此遠血也黃土湯主之

下血先血而便者此近血也赤豆當歸散主之

赤豆當歸散方見狐惑病

師曰病人面無色無寒熱脉沉弦者必衄血脉浮而弱按之則絶者必下血煩欬者必吐血

從春至夏衄血者屬太陽也從秋至冬衄血者屬陽明也

尺脉浮目睛暈黄者衄未止也黄去睛慧了者知衄已止

問曰寸口脉微浮而濇法當亡血若汗出設不汗出者云何師曰若身有瘡被刀斧所傷亡血故也

此名金瘡無膿者王不留行散主之有膿者排膿散主之排膿湯亦主之

王不留行散方

王不留行十分燒　蒴藋細葉十分燒　桑根白皮十分燒

甘草十八分　黃芩二分　蜀椒三分去目　厚朴二分

乾薑二分　芍藥二分

右九味為散飲服方寸匕小瘡即粉之大瘡但服之產後亦可服

排膿散方

枳實十六枚　芍藥六分　桔梗二分

右三味杵為散取雞子黃一枚以藥散與雞黃相等揉和令相得飲和服之日一服

排膿湯方

甘草二兩 桔梗三兩 生薑一兩 大棗十枚

右四味以水三升煮取一升温服五合日再服

浸淫瘡從口流向四肢者可治從四肢流來入口者不可治

浸淫瘡黄連粉主之

黄連粉方

黄連十分 甘草十分

右二味擣為末飲服方寸匕並粉其瘡上

諸脹浮數法當發熱而反洒淅惡寒若有痛處當

發其癰

師曰諸癰腫者欲知有膿無膿以手掩腫上熱者為有膿不熱者為無膿也

腸癰之為病其身甲錯腹皮急按之濡如腫狀腹無積聚身無熱脈數此為腸內有癰也薏苡附子敗醬散主之

薏苡附子敗醬散方

薏苡十分 附子二分 敗醬五分

右三味杵為末取方寸匕以水二升煮減半去滓頓服小便當下血

少腹腫痞按之即痛如淋小便自調時時發熱自汗出復惡寒此為腸外有癰也其脈沉緊者膿未成也下之當有血脈洪數者膿已成也可下之大黃牡丹湯主之

大黃牡丹湯方

大黃四兩　牡丹一兩　桃仁五十箇　冬瓜子半升　芒消三合

右五味以水六升煮取一升去滓頓服之有膿者當下膿無膿者當下血

辨胸痹病脈證并治

師曰夫脈當取太過不及陽微陰弦即胸痺而痛所以然者責其極虛也今陽虛知在上焦胸痺而痛者以其陰弦故也

平人無寒熱胸痺短氣不足以息者實也

胸痺喘息欬唾胸背痛寸脈沉遲關上小緊數者栝樓薤白白酒湯主之

栝樓薤白白酒湯方

栝樓實一枚搗　薤白半斤　白酒七升

右三味同煮取二升分溫再服

胸痺不得卧心痛徹背者栝樓薤白半夏湯主之

栝樓薤白半夏湯方

栝樓實一枚搗　薤白三兩　半夏半升　白酒一斗

右四味同煮取四升去滓溫服一升日三服

胸痹心中痞留氣結在胸胸滿脇下逆搶心者枳實薤白桂枝厚朴栝樓湯主之桂枝人參湯亦主之

枳實薤白桂枝厚朴栝樓湯方

枳實四枚　薤白半斤　桂枝一兩　厚朴四兩

栝樓一枚搗

右五味以水五升先煮枳實厚朴取二升去滓

內諸藥煑數沸分温三服

桂枝人參湯方見太陽病下

胸痺胸中氣塞或短氣者此胸中有水氣也茯苓杏仁甘草湯主之橘皮枳實生薑湯亦主之

茯苓杏仁甘草湯方

茯苓二兩　杏仁五十箇　甘草一兩炙

右三味以水一斗煑取五升去滓温服一升日三服不差更服

橘皮枳實生薑湯方

橘皮一斤　枳實三兩　生薑半斤

右三味以水五升煮取二升去滓分温再服

胸痺時緩時急者薏苡附子散主之

薏苡附子散方

薏苡仁十五兩　大附子十枚炮

右二味杵為散白飲服方寸七日三服

胸痺心中懸痛者桂枝生薑枳實湯主之

桂枝生薑枳實湯方

桂枝五兩　生薑三兩　枳實五枚

右三味以水六升煮取三升去滓分温三服

胸痺胸痛徹背背痛徹胸者烏頭赤石脂丸主之

烏頭赤石脂丸方

烏頭一兩　蜀椒一兩　附子半兩　乾薑一兩

赤石脂一兩

右五味末之蜜為丸如梧子大先食服一丸日三服不知稍增以知為度

胸痹其人常欲蹈其胸上先未苦時但欲飲熱者旋覆花湯主之

旋覆花湯方

旋覆花三兩　葱十四莖　新絳少許

右三味以水三升煮取一升頓服

胸痹心下悸者責其有痰也半夏麻黄丸主之

半夏麻黄丸方

半夏　麻黄各等分

右二味末之煉蜜和丸如小豆大飲服三丸日三服

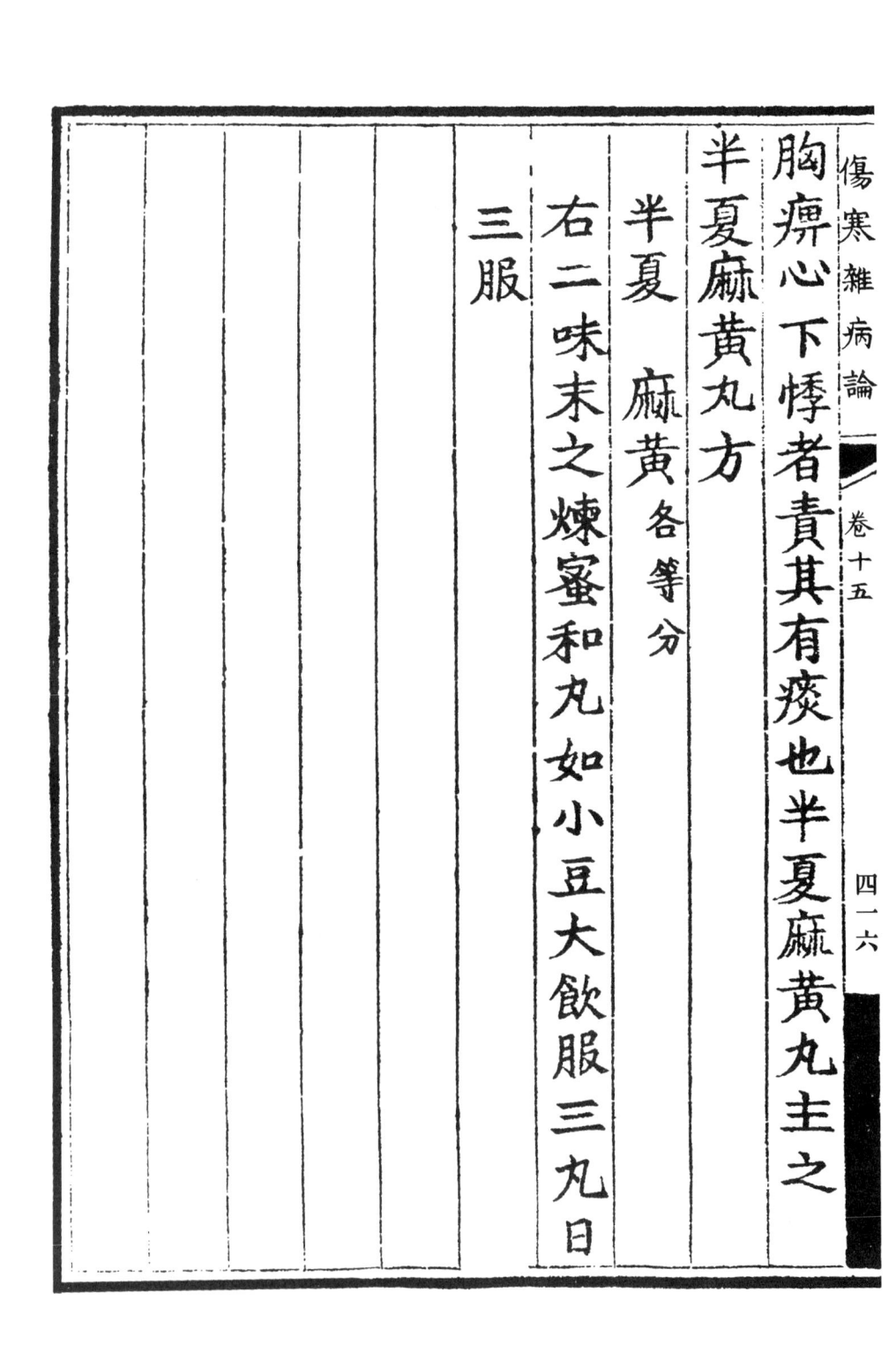

傷寒雜病論卷十六

漢長沙太守南陽張機仲景述

長安黃維翰竹齋校

辨婦人各病脈證幷治

師曰婦人得平脈陰脈小弱其人嘔不能食無寒熱此為妊娠桂枝湯主之於法六十日當有此證設有醫治逆者卻一月加吐下者則絕之

桂枝湯方見太陽病上

婦人宿有癥病經斷未及三月而得漏下不止胎動在臍上者此為癥痼害妊娠六月動者前三月

經水利時胎也下血者後斷三月衃也所以血不止者其癥不去故也當下其癥桂枝茯苓丸主之

桂枝茯苓丸方

桂枝　茯苓　牡丹　桃仁　芍藥各等分

右五味末之煉蜜為丸如兔屎大每日食前服一丸不知可漸加至三丸

婦人懷孕六七月脈弦發熱其胎愈脹腹痛惡寒少腹如扇所以然者子藏開故也當以附子湯溫之

附子湯方見少陰病

師曰婦人有漏下者有半產後續下血都不絕者

假令妊娠腹中痛者此為胞阻膠艾湯主之

膠艾湯方

地黃六兩 芎藭二兩 阿膠二兩 艾葉三兩

當歸三兩 芍藥四兩 甘草二兩

右七味以水五升清酒三升煮六味取三升去

滓內膠烊消溫服一升日三服

婦人懷妊腹中㽲痛當歸芍藥散主之

當歸芍藥散方

當歸三兩 芍藥一斤 茯苓四兩 白朮四兩

澤瀉半斤　芎藭三兩

右六味杵為散取方寸匕温酒和日三服

妊娠嘔吐不止乾薑人參半夏丸主之

乾薑人參半夏丸方

乾薑一兩　人參一兩　半夏二兩

右三味末之以生薑汁糊為丸如梧子大每服飲下五丸日三服

妊娠小便難飲食如故當歸貝母苦參丸主之

當歸貝母苦參丸方

當歸四兩　貝母四兩　苦參四兩

右三味末之煉蜜為丸如小豆大飲服三丸日三服

妊娠有水氣小便不利洒淅惡寒起即頭眩葵子茯苓散主之

葵子茯苓散方

葵子一斤 茯苓三兩

右二味杵為散飲服方寸匕日三服小便利則愈

婦人妊娠身無他病宜常服當歸散則臨產不難產後亦免生他病

當歸散方

當歸一斤　黄芩一斤　芍藥一斤　芎藭一斤

白朮半斤

右五味杵為散酒服方寸匕日再服

妊娠身有寒溼或腹痛或心煩心痛不能飲食其胎躍躍動者宜養之白朮散主之

白朮散方

白朮　芎藭　蜀椒去目汗　牡蠣各等分

右四味杵為散酒服一錢匕日三服夜一服

婦人懷身七月腹滿不得小便從腰以下如有水

狀此太陰當養不養心氣實也宜瀉勞宮關元小
便利則愈

問曰新產婦人有三病一者病痓二者鬱冒三者
大便難何謂也師曰新產血虛多汗出喜中風故
令病痓亡血復汗寒多故令鬱冒亡津液胃燥故
大便難

產婦鬱冒其脈微弱嘔不能食大便反堅但頭汗
出所以然者血虛而厥厥則必冒冒家欲解必大
汗出以血虛下厥孤陽上出故頭汗出所以產婦
喜汗出者亡陰血虛陽氣獨盛故當汗出陰陽乃

復大便堅嘔不能食者小柴胡湯主之

小柴胡湯方見太陽病中

病解能食七八日更發熱者此為胃實大承氣湯主之

大承氣湯方見陽明病

產後腹中㽲痛若虛寒不足者當歸生薑羊肉湯主之

當歸生薑羊肉湯方見厥陰病

產後腹痛煩滿不得卧不可下也宜枳實芍藥散和之

枳實芍藥散方

枳實　芍藥等分

右二味杵為散服方寸匕日三服麥粥下之

師曰產後腹痛法當以枳實芍藥散假令不愈必腹中有瘀血著臍下也下瘀血湯主之

下瘀血湯方見瘀血病

產後七八日無太陽證少腹堅痛此惡露不盡也若不大便煩躁發熱脈微實者宜和之若日晡所煩躁食則讝語至夜即愈者大承氣湯主之

產後中風數十日不解頭痛惡寒發熱心下滿乾

嘔續自微汗出小柴胡湯主之

產後中風發熱面赤頭痛而喘脈弦數者竹葉湯主之

竹葉湯方

竹葉一把　葛根三兩　桔梗一兩　人參一兩

甘草一兩　生薑五兩　大棗十五枚

右七味以水八升煮取三升去滓溫服一升日三服

產後煩亂嘔逆無外證者此乳中虛也竹皮大丸主之

竹皮大丸方

竹茹二分　石膏二分　桂枝一分　甘草七分

白薇一分

右五味末之棗肉和丸如彈子大飲服一丸日

三服夜二服有熱倍白薇

產後下利脈虛極者白頭翁加甘草阿膠湯主之

白頭翁加甘草阿膠湯方見厥陰病

婦人咽中如有炙臠者半夏厚朴茯苓生薑湯主

之

半夏厚朴茯苓生薑湯方

半夏一升　厚朴三兩　茯苓四兩　生薑五兩

右四味以水一斗煮取四升去滓溫服一升日三服夜一服痛者加桔梗一兩

婦人藏燥悲傷欲哭數欠伸象如神靈所作者甘草小麥大棗湯主之

甘草小麥大棗湯方

甘草三兩　小麥一升　大棗十枚擘

右三味以水六升煮取三升去滓分溫三服

婦人吐涎沫醫反下之心下即痞當先治其涎沫後治其痞治吐宜桔梗甘草茯苓澤瀉湯治痞宜

瀉心湯

桔梗甘草茯苓澤瀉湯方

桔梗三兩　甘草二兩　茯苓三兩　澤瀉二兩

右四味以水五升煮取三升去滓温服一升日三服

瀉心湯方見吐衄病

婦人之病因虛積冷結為諸經水斷絶血結胞門或繞臍疼痛狀如寒疝或痛在關元肌若魚鱗或陰中掣痛少腹惡寒或引腰脊或下氣衝此皆帶下萬病一言察其寒熱虛實緊弦行其鍼藥各探

其源子當辨記勿謂不然

問曰婦人年五十所病下血數十日不止暮即發熱少腹裏急腹滿手掌煩熱脣口乾燥何也師曰此病屬帶下何以知之曾經半產瘀血在少腹不去故脣口乾燥也溫經湯主之

溫經湯方

吳茱萸三兩　當歸二兩　芎藭二兩　芍藥二兩

人參二兩　桂枝二兩　阿膠二兩　牡丹皮二兩

甘草二兩　生薑二兩

右十味以水一斗煮取三升去滓日三服每服

一升温飲之

經水不利少腹滿痛或一月再經者王瓜根散主之陰腫者亦主之

王瓜根散方

王瓜根三分　芍藥三分　桂枝三分　䗪蟲三枚

右四味杵為散酒服方寸匕日三服

婦人半產若漏下者旋覆花湯主之黄耆當歸湯亦主之

旋覆花湯方見胸痺病

黄耆當歸湯方

黄耆二兩半　當歸半兩

右二味以水五升煮取三升去滓温服一升日三服

婦人陷經漏下色黑如塊者膠薑湯主之

膠薑湯方

阿膠三兩　地黄六兩　芎藭二兩　生薑三兩

當歸三兩　芍藥三兩　甘草二兩

右七味以水五升清酒三升先煮六味取三升去滓内膠烊消温服一升日三服

婦人少腹滿如敦狀小便微難而不渴或經後產

後者此爲水與血俱結在血室也大黃甘遂阿膠湯主之

大黃甘遂阿膠湯方

大黃四兩　甘遂二兩　阿膠三兩

右三味以水三升煮取一升頓服之

婦人時腹痛經水時行時止止而復行者抵當湯主之

抵當湯方見太陽病中

婦人經水閉藏堅癖下白物不止此中有乾血也礬石丸主之

礬石丸方

礬石三分燒　杏仁一分

右二味，末之，煉蜜為丸，棗核大，内藏中，劇者再内之。

婦人六十二種風證，腹中氣血如刺痛者，紅藍花酒主之。

紅藍花酒方

紅藍花一兩

右一味，以酒一斗，煎減半，去滓，分溫再服。

婦人腹中諸病痛者，當歸芍藥散主之，小建中湯

亦主之

小建中湯方見太陽病中

問曰婦人病飲食如故煩熱不得卧而反倚息者何也師曰此名轉胞不得溺也以胞系了戾故致此病但利小便則愈腎氣丸主之

腎氣丸方見虛勞病

婦人陰寒蛇牀子散主之

蛇牀子散方

蛇牀子一兩

右一味末之以白粉少許和合相得如棗大綿

裹內陰中自溫

少陰脈滑而數者陰中瘡也蝕爛者狼牙湯主之

狼牙湯方

狼牙三兩

右一味以水四升煮取半升去滓以綿纏筯如繭大浸湯瀝陰中洗之日四徧

胃氣下泄陰吹而喧如失氣者此穀道實也豬膏髮煎主之

豬膏髮煎方見陽明病

傷寒雜病論勘誤表

卷	頁	行	誤	正
一	十一下	五	浮緊	浮而緊
三	四上	五	亦易	亦異
	七下	三	三升	三升去滓
五	一上	七		方下應注「見差後勞復」
		八至十		與前重出應删
	一下	一		與前重出應删
	五下	十		方下應注「見暑病」
	六上	一至三		與前重出應删

	十六上	九十		間脫「小柴胡湯方見太陽病中」
七	二下	七	一升	一斗
	三下	六	一升	一斗
	八上	六		衝胸下脫「腹痛」
	九下	六	取三升	取二升
	十二下	五		方下應注「見少陰篇」
		六至九		與前重出應删
	十六上	六		小柴胡下脫「湯」
	廿三上	七		四味下脫「為末蜜和合」
八	十五下	六		七升下脫「水八升」

卷	頁	行	誤	正
十	二下	七	時滿	腹滿
	三下	六	去滓取三升	取三升去滓
十一	九下	九		厥陰下脫「病」
	十九下	一		方下應注「見陽明篇」
		二三		與前重出應刪
	廿上	一	大堅	大便堅
十三	五下	三	月一發	月一日發
十四	一上	九	浮而濇	浮短而濇
	一下	七	假令脈弦	假令脈浮弦

	七下	二	十二枚	二枚
	八上	十		方下應注「見陽明篇」
	八下	十三		與前重出應刪
	十四上	六		方下應注「見陽明篇」
		十七至		與前重出應刪
十五	二上	五	嗽	漱
	二上	九	而便	而後便
	六下	四		薏苡下脫「仁」
十六	六下	十		治吐下脫「涎沫」

編审者：

米伯讓

整理校刊者：

李景荣　鄭懷林　馬成軒

劳礼　楊承祖　周晶

姜兴俊

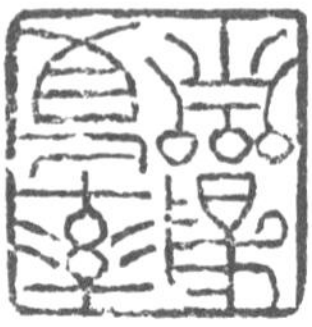

图书在版编目（CIP）数据

伤寒杂病论 /（汉）张仲景著；熙霞子，姚建飞整理． -- 北京：中国中医药出版社，2019.6（2024.10 重印）
ISBN 978-7-5132-5547-9

Ⅰ．①伤… Ⅱ．①张… ②熙… ③姚… Ⅲ．①《伤寒杂病论》
Ⅳ．①R222.1

中国版本图书馆 CIP 数据核字（2019）第 071880 号

中国中医药出版社出版
北京经济技术开发区科创十三街 31 号院二区 8 号楼
邮政编码　100176
传真　010-64405721
北京联兴盛业印刷股份有限公司印刷
各地新华书店经销

开本 787×1092　1/16　印张 28　彩插 2　字数 91 千字
2019 年 6 月第 1 版　　2024 年 10 月第 6 次印刷
书号　ISBN 978-7-5132-5547-9

定价　98.00 元

网址　www.cptcm.com

服务热线　010-64405510
购书热线　010-89535836
维权打假　010-64405753

微信服务号　zgzyycbs
微商城网址　https://kdt.im/LIdUGr
官方微博　http://e.weibo.com/cptcm
天猫旗舰店网址　https://zgzyycbs.tmall.com

如有印装质量问题请与本社出版部联系（010-64405510）